内科护理常规与护理路径

主编　代美玲　马秀玲　殷亚梅　顾　平　张鹏霄

中国出版集团有限公司
世界图书出版公司
西安　北京　上海　广州

图书在版编目（CIP）数据

内科护理常规与护理路径/代美玲等主编.—西安：世界图书出版西安有限公司，2023.11
ISBN 978-7-5232-0970-7

Ⅰ.①内… Ⅱ.①代… Ⅲ.①内科学－护理学 Ⅳ.①R473.5

中国国家版本馆CIP数据核字（2024）第002567号

书　　名　内科护理常规与护理路径
NEIKE HULI CHANGGUI YU HULI LUJING
主　　编　代美玲　马秀玲　殷亚梅　顾　平　张鹏霄
责任编辑　李　娟
装帧设计　济南睿诚文化发展有限公司
出版发行　世界图书出版西安有限公司
地　　址　西安市雁塔区曲江新区汇新路355号
邮　　编　710061
电　　话　029-87214941　029-87233647（市场营销部）
029-87234767（总编室）
经　　销　全国各地新华书店
印　　刷　山东麦德森文化传媒有限公司
开　　本　787mm×1092mm　1/16
印　　张　11
字　　数　215千字
版次印次　2023年11月第1版　2023年11月第1次印刷
国际书号　ISBN　978-7-5232-0970-7
定　　价　128.00元

编委会

◎ 主　编

代美玲　马秀玲　殷亚梅　顾　平

张鹏霄

◎ 副主编

乔秀双　乔岩岩　孙齐娟　阎海萍

韩玉芝　陈　敏

◎ 编　委（按姓氏笔画排序）

马秀玲　青岛市第八人民医院

代美玲　潍坊医学院附属医院

乔秀双　聊城市眼科医院（聊城市第五人民医院）

乔岩岩　兖矿新里程总医院

孙齐娟　山东省聊城市莘县燕店镇卫生院

张鹏霄　东明县人民医院

陈　敏　贵州中医药大学第二附属医院

顾　平　济宁医学院附属医院（太白湖院区）

殷亚梅　济宁市第二人民医院

阎海萍　山东省军区济南第十一离职干部休养所

韩玉芝　梁山县人民医院

前言 Foreword

临床医学的高速发展，推动着护理事业以前所未有的速度向前迈进，护理发展模式实现了从全科护理到专科护理的转变，护理工作内容逐步细化，这要求临床护理人员进行更加专业化、系统化、规范化的学习和培训。同时，随着社会经济的发展和医疗卫生的进步，现代疾病谱也随之发生了不小的改变。如何抓住各类内科疾病的临床特点，及时准确地评估和观察患者病情，有序落实护理措施和健康指导，是临床护理工作者需要重点掌握的技能。考虑到临床护理工作内容繁重，学习时间较少，因此，我们邀请国外专家、教授精心编写了《内科护理常规与护理路径》一书，旨在通过分享护理领域专业知识和临床实践经验，将临床护理工作中最重要、最具特色的内容展现出来，达到提高临床护理人员素质，培养其综合能力，适应现阶段临床工作模式的目的。

根据临床护理工作的特点，本着“理论源于实践，又服务于实践”的方针，本书系统地介绍了神经内科、心内科、呼吸内科等临床各科室常见疾病的护理要点。在内容方面，本书展现了临床护理发展的前沿内容，反映了护理学的发展新趋势，介绍了现阶段临床常用方法，展示了相关疾病在诊疗、护理过程中使用的新技术、新方法，尽力做到了贴近临床，内容科学严谨，所有操作规程均符合国家规范和标准；在结构方面，本书从基础内容入手，由浅入深，循序渐进地阐述了临床常见疾病所需的护理知识和技术，可供全国广大临床护理工作者、护理教育工作者、在校学生和其他医务工作者阅读及参考。

本书编者较多，且写作的风格和文笔不尽统一，内容比较繁杂多样，再加上时间有限，难免存在疏漏和不足之处，望广大读者积极提出宝贵的意见和建议，以便再版时加以修正。

《内科护理常规与护理路径》编委会

2023 年 1 月

目录 Contents

第一章 神经内科护理

第一节 特发性面神经麻痹

特发性面神经麻痹又称 Bell 麻痹，为面神经在茎乳孔以上面神经管内段的急性非化脓性炎症。

一、病因

病因不明，一般认为面部受冷风吹袭、病毒感染、自主神经功能紊乱造成面神经的营养微血管痉挛，引起局部组织缺血、缺氧所致。近年来也有认为可能是一种免疫反应。膝状神经节综合征则为带状疱疹病毒感染，使膝状神经节及面神经发生炎症所致。

二、临床表现

无年龄和性别差异，多为单侧，偶见双侧，多为吉兰-巴雷综合征。发病与季节无关，通常急性起病，数小时至 3 天达到高峰。病前 1～3 天患侧乳突区可有疼痛。同侧额纹消失、眼裂增大，闭眼时眼睑闭合不全，眼球向外上方转动并露出白色巩膜，称 Bell 现象。病侧鼻唇沟变浅，口角下垂。不能做噘嘴和吹口哨动作，鼓腮时病侧口角漏气，食物常滞留于齿颊之间。

若病变波及鼓索神经，尚可有同侧舌前 2/3 味觉减退或消失。镫骨肌支以上部位受累时，出现同侧听觉过敏。膝状神经节受累时，除面瘫、味觉障碍和听觉过敏外，还有同侧唾液、泪腺分泌障碍，耳内及耳后疼痛，外耳道及耳郭部位带状疱疹，称膝状神经节综合征。一般预后良好，通常于起病 1～2 周后开始恢复，2～3个月内痊愈。发病时伴有乳突疼痛、老年、患有糖尿病和动脉硬化者预后差。可遗有面肌痉挛或面肌抽搐。可根据肌电图检查及面神经传导功能测定判断面神经受损的程度和预后。

三、诊断与鉴别诊断

根据急性起病的周围性面瘫即可诊断。但需与以下疾病鉴别。

(1)吉兰-巴雷综合征:可有周围面瘫,多为双侧性,并伴有对称性肢体瘫痪和脑脊液蛋白-细胞分离。

(2)中耳炎迷路炎乳突炎等并发的耳源性面神经麻痹,以及腮腺炎肿瘤下颌化脓性淋巴结炎等所致者多有原发病的特殊症状及病史。

(3)颅后窝肿瘤或脑膜炎引起的周围性面瘫:起病较慢,且有原发病及其他脑神经受损表现。

四、治疗

(一)急性期治疗

以改善局部血液循环,消除面神经的炎症和水肿为主。如因带状疱疹所致的 Hunt 综合征,可口服阿昔洛韦 5 mg/(kg・d),每天 3 次,连服 7～10 天。①类固醇皮质激素:泼尼松(20～30 mg)每天 1 次,口服,连续 7～10 天。②改善微循环,减轻水肿:706 代血浆(羟乙基淀粉)或右旋糖酐-40 250～500 mL,静脉滴注每天 1 次,连续 7～10 天,亦可加用脱水利尿剂。③神经营养代谢药物的应用:维生素 B_1 50～100 mg,维生素 B_{12} 500 μg,胞磷胆碱 250 mg,辅酶 Q_{10} 5～10 mg等,肌内注射,每天 1 次。④理疗:茎乳孔附近超短波透热疗法,红外线照射。

(二)恢复期治疗

以促进神经功能恢复为主。①口服维生素 B_1、维生素 B_{12} 各 1～2 片,每天 3 次;地巴唑10～20 mg,每天 3 次。亦可用加兰他敏 2.5～5 mg,肌内注射,每天 1 次。②中药,针灸,理疗。③采用眼罩、滴眼药水、涂眼药膏等方法保护暴露的角膜。④病后 2 年仍不恢复者,可考虑行神经移植治疗。

五、护理

(一)一般护理

(1)病后两周内应注意休息,减少外出。

(2)本病一般预后良好,约 80%患者可在 3～6 周痊愈,因此应向患者说明病情,使其积极配合治疗,解除心理压力,尤其年轻患者,应保持健康心态。

(3)给予易消化、高热能的半流质饮食,保证机体足够营养代谢,增加身体抵抗力。

(二)观察要点

特发性面神经麻痹是神经科常见病之一,在护理观察中主要注意以下两方面的鉴别。

1.分清面瘫属中枢性还是周围性瘫痪

中枢性面瘫是由对侧皮质延髓束受损引起的,故只产生对侧下部面肌瘫痪,表现为鼻唇沟浅、口角下坠、露齿、鼓腮、吹口哨时出现肌肉瘫痪,而皱额、闭眼仍正常或稍差。哭笑等情感运动时,面肌仍能收缩。周围性面瘫所有表情肌均瘫痪,不论随意或情感活动,肌肉均无收缩。

2.正确判断患病一侧

面肌挛缩时病侧鼻唇沟加深,眼裂缩小,易误认健侧为病侧。如让患者露齿时可见挛缩侧面肌不收缩,而健侧面肌收缩正常。

(三)保护暴露的角膜及防止结膜炎

由于患者不能闭眼,因此必须注意眼的清洁卫生。①外出必须戴眼罩,避免尘沙进入眼内;②每天抗生素眼药水滴眼,入睡前用眼药膏,以防止角膜炎或暴露性角结膜炎;③擦拭眼泪的正确方法是向上,以防止加重外翻。④注意用眼卫生,养成良好习惯,不能用脏手、脏手帕擦泪。

(四)保持口腔清洁防止牙周炎

由于患侧面肌瘫痪,进食时食物残渣常停留于患侧颊齿间,故应注意口腔卫生。①经常漱口,必要时使用消毒漱口液;②正确使用刷牙方法,应采用短横法或竖转动法两种方法,以去除菌斑及食物残片;③牙齿的邻面与间隙容易堆积菌斑而发生牙周炎,可用牙线紧贴牙齿颈部,然后在邻面做上下移动,每个牙齿4～6次,直至刮净;④牙龈乳头萎缩和齿间空隙大的情况下可用牙签沿着牙龈的形态线平行插入,不宜垂直插入,以免影响美观和功能。

(五)家庭护理

1.注意面部保暖

夏天避免在窗下睡觉,冬天迎风乘车要戴口罩,在野外作业时注意面部及耳后的保护。耳后及病侧面部给予温热敷。

2.平时加强身体锻炼

增强抗风寒侵袭的能力,积极治疗其他炎性疾病。

3.瘫痪面肌锻炼

因面肌瘫痪后常松弛无力，患者自己可对着镜用手掌贴于瘫痪的面肌上做环形按摩，每天3～4次，每次 15 分钟，以促进血液循环，并可减轻患者面肌受健侧的过度牵拉。当神经功能开始恢复时，鼓励患者练习病侧的各单个面肌的随意运动，以促进瘫痪肌的早日康复。

第二节　病毒性脑膜炎

病毒性脑膜炎是一组由各种病毒感染引起的脑膜急性炎症性疾病，临床以发热、头痛和脑膜刺激征为主要表现。本病大多呈良性过程。

一、病因及发病机制

多数的病毒性脑膜炎由肠道病毒引起。该病毒属于微小核糖核酸病毒科，有 60 多个不同亚型，包括脊髓灰质炎病毒、柯萨奇病毒 A 和 B、埃可病毒等，其次为流行性腮腺炎、单纯疱疹病毒和腺病毒。

肠道病毒主要经粪-口途径传播，少数通过呼吸道分泌物传播；大部分病毒在下消化道发生最初的感染，肠道细胞上有与肠道病毒结合的特殊受体，病毒经肠道入血，产生病毒血症，再经脉络丛侵犯脑膜，引发脑膜炎症改变。

二、临床表现

(1)本病以夏秋季为高发季节，在热带和亚热带地区可终年发病。儿童多见，成人也可罹患。多为急性起病，出现病毒感染的全身中毒症状如发热、头痛、畏光、肌痛、恶心、呕吐、食欲减退、腹泻和全身乏力等，并可有脑膜刺激征。病程在儿童常超过 1 周，成人病程可持续 2 周或更长时间。

(2)临床表现可因患者的年龄、免疫状态和病毒种类不同而异，如幼儿可出现发热、呕吐、皮疹等症状，而脑膜刺激征轻微甚至缺如；手—足—口综合征常发生于肠道病毒 71 型脑膜炎，非特异性皮疹常见于埃可病毒 9 型脑膜炎。

三、辅助检查

脑脊液压力正常或增高，白细胞数正常或增高，可达$(10\sim100)\times10^6/L$，早期可以多形核细胞为主，8～48 小时后以淋巴细胞为主。蛋白质可轻度增高，糖和氯化物含量正常。

四、治疗

本病是一种自限性疾病，主要是对症治疗、支持治疗和防治并发症。对症治疗：如头痛严重者可用止痛药，癫痫发作可选用卡马西平或苯妥英钠等，脑水肿在病毒性脑膜炎不常见，可适当应用甘露醇。对于疱疹病毒引起的脑膜炎，应用阿昔洛韦抗病毒治疗可明显缩短病程和缓解症状，目前针对肠道病毒感染临床上使用或试验性使用的药物有人免疫球蛋白和抗微小核糖核酸病毒药物普来可那利。

五、护理评估

(一)健康史

发病前有无发热及感染史(呼吸道、消化道)。

(二)症状

发热、头痛、呕吐、食欲减退、腹泻、乏力、皮疹等。

(三)身体状况

(1)生命体征及意识，尤其是体温及意识状态。

(2)头痛：头痛部位、性质、有无逐渐加重及突然加重，脑膜刺激征是否阳性。

(3)呕吐：呕吐物性质、量、频率，是否为喷射样呕吐。

(4)其他症状：有无人格改变、共济失调、偏瘫、偏盲、皮疹。

(四)心理状况

(1)有无焦虑、恐惧等情绪。

(2)疾病对生活、工作有无影响。

六、护理诊断/问题

(一)体温过高

与感染的病原有关。

(二)意识障碍

与高热、颅内压升高引起的脑膜刺激征及脑疝形成有关。

(三)有误吸的危险

与脑部病变引起的脑膜刺激征及吞咽困难有关。

(四)有受伤的危险

与脑部皮质损伤引起的癫痫发作有关。

(五)营养失调:低于机体需要量

与高热、吞咽困难、脑膜刺激征所致的入量不足有关。

(六)生活自理能力缺陷

与昏迷有关。

(七)有皮肤完整性受损的危险

与昏迷抽搐有关。

(八)语言沟通障碍

与脑部病变引起的失语、精神障碍有关。

(九)思维过程改变

与脑部损伤所致的智能改变、精神障碍有关。

七、护理措施

(一)高热的护理

(1)注意观察患者发热的热型及相伴的全身中毒症状的程度,根据体温高低定时监测其变化,并给予相应的护理。

(2)患者在寒战期及时给予增加衣被保暖;在高热期则给予减少衣被,增加其散热。患者的内衣以棉制品为宜,且不宜过紧,应勤洗勤换。

(3)在患者头、颈、腋窝、腹股沟等大血管走行处放置冰袋,及时给予物理降温,30 分钟后测量降温后的效果。

(4)当物理降温无效、患者持续高热时,遵医嘱给予降温药物。给予药物降温后特别是有昏迷的患者,要观察其神志、瞳孔、呼吸、血压的变化。

(5)做好基础护理,使患者身体舒适;做好皮肤护理,防止降温后大量出汗带来的不适;给予患者口腔护理,以减少高热导致口腔分泌物减少引起的口唇干裂、口干、舌苔,以及呕吐、口腔残留食物引起的口臭带来的不适感及舌尖、牙龈炎等感染;给予会阴部护理,保持其清洁,防止卧床所致的泌尿系统感染;床单位清洁、干燥、无异味。

(6)患者的饮食应以清淡为宜,给予细软、易消化、高热量、高维生素、高蛋白、低脂肪饮食。鼓励患者多饮水、多吃水果和蔬菜。意识障碍不能经口进食者及时给予鼻饲，并计算患者每千克体重所需的热量，配置合适的鼻饲饮食。

(7)保持病室安静舒适，空气清新，室温 18～22 ℃，湿度 50%～60%适宜。避免噪声，以免加重患者因发热引起的躁动不安、头痛及精神方面的不适感。降低室内光线亮度或给患者戴眼罩，减轻因光线刺激引起的燥热感。

(二)病情观察

(1)严密观察患者的意识状态，维持患者的最佳意识水平。严密观察病情变化，包括意识、瞳孔、血压、呼吸、体温等生命体征的变化，结合其伴随症状，正确判断、准确识别因智能障碍引起的表情呆滞、反应迟钝，或因失语造成的不能应答，或因高热引起的精神萎靡，或因颅压高所致脑疝引起的嗜睡、昏睡、昏迷，应及时并准确地反馈给医师，以利于患者得到恰当的救治。

(2)按时给予脱水降颅压的药物，以减轻脑水肿引起的头痛、恶心、呕吐等脑膜刺激征，防止脑疝的发生。

(3)注意补充液体，准确记录 24 小时出入量，防止低血容量性休克而加重脑缺氧。

(4)定时翻身、叩背、吸痰，及时清理口鼻呼吸道分泌物，保持呼吸道通畅，防止肺部感染。

(5)给予鼻导管吸氧或储氧面罩吸氧，保证脑组织氧的供给，降低脑组织氧代谢。

(6)避免噪声、强光刺激，减少癫痫发作，减少脑组织损伤，维护患者意识的最佳状态。

(三)精神症状的护理

(1)密切观察患者的行为，每天主动与患者交谈，关心其情绪，及时发现有无暴力行为和自杀倾向。

(2)减少环境刺激，避免引起患者恐惧。

(3)注意与患者沟通交流和护理操作技巧，减少不良语言和护理行为的刺激，避免患者意外事件的发生。①在与患者接触时保持安全距离，以防有暴力行为患者的伤害。②在与患者交流时注意表情，声音要低，语速要慢，避免使患者感到恐惧，从而增加患者对护士的信任。③运用顺应性语言劝解患者接受治疗护理，当患者焦虑或拒绝时，除特殊情况外，可等其情绪稳定后再处理。④每天集中进行护理操作，避免反复的操作引起患者的反感或激惹患者的情绪。⑤当遇到患者有暴力行为的倾向时，要保持沉着、冷静的态度，切勿大叫，以免使患者受到惊吓后产生恐惧,引发攻击行为而伤害他人。

(4)当患者烦躁不安或暴力行为不可控时,及时给予适当约束,以协助患者缓和情绪,减轻或避免意外事件的发生。约束患者时应注意以下几点:①约束患者前一定要向患者家属讲明约束的必要性,医师病程和护理记录要详细记录,必要时签知情同意书,在患者情绪稳定的情况下也应向家属讲明约束原因。②约束带应固定在患者手不可触及的地方。约束时注意患者肢体的姿势,维持肢体功能性位置,约束带松紧度适宜,注意观察被约束肢体的肤色和活动度。③长时间约束至少每2小时松解约束5分钟。必要时改变患者体位,协助肢体被动运动。若患者情况不允许,则每隔一段时间轮流松绑肢体。④患者在约束期间家属或专人陪伴,定时巡视病房,并保证患者在护理人员的视线之内。

(四)用药护理

(1)遵医嘱使用抗病毒药物,静脉给药注意保持静脉通路通畅,做好药物不良反应宣教,注意观察患者有无谵妄、震颤、皮疹、血尿,定期抽血监测肝肾功能。

(2)使用甘露醇等脱水降颅压的药物,应保证输液快速滴注,并观察皮肤情况,药液有无外渗,准确记录出入量。

(3)使用镇静、抗癫痫药物,要观察药效及药物不良反应,定期抽血,监测血药浓度。

(4)使用退热药物,注意及时补充水分,观察血压情况,预防休克。

(五)心理护理

(1)要做好患者心理护理,介绍有关疾病知识,鼓励患者配合医护人员的治疗,树立战胜疾病的信心,减轻恐惧、焦虑、抑郁等不良情绪,以促进疾病康复。

(2)对有精神症状的患者,给予家属帮助,做好患者生活护理,减少家属的焦虑。

(六)健康教育

(1)指导患者和家属养成良好的卫生习惯。

(2)加强体质锻炼,增强抵抗疾病的能力。

(3)注意休息,避免感冒,定期复查。

(4)指导患者服药。

第三节 视神经脊髓炎

视神经脊髓炎是免疫介导的主要累及视神经和脊髓的原发性中枢神经系统炎性脱髓鞘病。Devic 首次描述了单相病程的视神经脊髓炎，称为 Devic 病。视神经脊髓炎在中国、日本等亚洲人群的中枢神经系统脱髓鞘病中较多见，而在欧美西方人群中较少见。

一、病因及发病机制

视神经脊髓炎的病因及发病机制尚不清楚。长期以来关于视神经脊髓炎是独立的疾病实体，还是多发性硬化的亚型一直存在争议。近年来研究发现中枢神经系统水通道蛋白4(aquaporin-4，AQP4)抗体，是视神经脊髓炎较为特异的免疫标志物，与多发性硬化不同，视神经脊髓炎是以体液免疫为主、细胞免疫为辅的中枢神经系统炎性脱髓鞘病。由于视神经脊髓炎在免疫机制、病理改变、临床和影像改变、治疗和预后等方面均与多发性硬化有差异，故大部分学者认为视神经脊髓炎是不同于多发性硬化的疾病。

二、临床表现

(1)任何年龄均可发病，平均年龄为 39 岁，女：男比例为(5～10)：1。

(2)单侧或双侧视神经炎以及急性脊髓炎是本病主要表现，其初期可为单纯的视神经炎或脊髓炎，亦可两者同时出现，但多数先后出现，间隔时间不定。

(3)视神经炎可单眼、双眼间隔或同时发病。多起病急、进展快，视力下降可致失明，伴眶内疼痛，眼球运动或按压时明显。眼底可见视盘水肿，晚期可见视神经萎缩，多遗留显著视力障碍。

(4)脊髓炎可为横贯性或播散性，症状常在几天内加重或达到高峰，表现为双下肢瘫痪、双侧感觉障碍和尿潴留，且程度较重。累及脑干时可出现眩晕、眼震、复视、顽固性呃逆和呕吐、饮水呛咳和吞咽困难。根性神经痛、痛性肌痉挛较为常见。

(5)部分视神经脊髓炎患者可伴有其他自身免疫性疾病，如系统性红斑狼疮、干燥综合征、混合结缔组织病、重症肌无力、甲状腺功能亢进、桥本甲状腺炎、结节性多动脉炎等，血清学检查亦可检出抗核抗体、抗心磷脂抗体等。

(6)经典的是神经脊髓炎为单时相病程，在西方多见。80%～90%的视神经脊髓炎患者呈现反复发作病程，称为复发型视神经脊髓炎，常见于亚洲人群。

三、辅助检查

(一)脑脊液

细胞数增多显著，约1/3的单相病程及复发型患者单核细胞＞50×10^6/L；复发型患者脑脊液蛋白增高明显，脑脊液蛋白电泳可检出寡克隆区带，但检出率较多发性硬化低。

(二)血清AQP4抗体

视神经脊髓炎血清AQP4抗体多为阳性，而多发性硬化多为阴性，为鉴别视神经脊髓炎与多发性硬化的依据之一。

(三)MRI检查

视神经脊髓炎患者脊髓MRI的特征性表现为脊髓长节段炎性脱髓鞘病灶，连续长度一般≥3个椎体节段，轴位像上病灶多位于脊髓中央，累及大部分灰质和部分白质。病灶主要见于颈段、胸段，急性期病灶处脊髓肿胀，严重者可见空洞样改变，增强扫描后病灶可强化。

(四)视觉诱发电位

P100潜伏期显著延长，有的波幅降低或引不出波形。在少数无视力障碍患者中也可见P100延长。

(五)血清其他自身免疫抗体

视神经脊髓炎患者可出现血清抗核抗体谱阳性，包括抗核抗体、抗双链DNA、抗着丝粒抗体等。

四、治疗原则

视神经脊髓炎的治疗包括急性发作期治疗、缓解期治疗和对症治疗。

(一)急性发作期治疗

首选大剂量甲泼尼龙琥珀酸钠(甲强龙)冲击疗法，能加速视神经脊髓炎病情缓解。从1 g/d开始，静脉滴注3～4小时，共3天，剂量阶梯依次减半，甲强龙停用后改为口服泼尼松1 mg/(kg·d)，逐渐减量。对激素有依赖性患者，激素减量过程要慢，每周减5 mg，至维持量15～20 mg/d，小剂量激素维持时间应较多发性硬化长一些。对甲强龙冲击疗法反应差的患者，应用血浆置换疗法可能有一定效果。一般建议置换3～5次，每次用血浆2～3 L，多数置换1～2次后见效。

无血浆置换条件者，使用静脉注射免疫球蛋白可能有效，用量为 0.4 g/(kg·d)，一般连续用 5 天为 1 个疗程。对合并其他自身免疫疾病的患者，可选择激素联合其他免疫抑制剂如环磷酰胺治疗。

（二）缓解期治疗

主要通过抑制免疫达到降低复发率、延缓残疾的目的，需长期治疗。一线药物方案包括硫唑嘌呤联合泼尼松或者利妥昔单抗。二线药物可选用环磷酰胺、米托蒽醌、吗替麦考酚酯等，定期使用静脉注射免疫球蛋白或间断血浆交换也可用于视神经脊髓炎治疗。

（三）对症治疗

1.疲劳

药物治疗常用金刚烷胺或莫达非尼，用量均为 100～200 mg/d，早晨服用。职业治疗、物理治疗、心理干预及睡眠调节可能有一定作用。

2.行走困难

中枢性钾通道阻滞剂达方吡啶是一种能阻断神经纤维表面的钾离子通道的缓释制剂，2010 年被美国食品和药品监督管理局批准用来改善各种类型多发性硬化患者的行走能力。推荐剂量为 10 mg（1 片）口服，2 次/天，间隔 12 小时服用，24 小时剂量不应超过 2 片。常见不良反应包括泌尿道感染、失眠、头痛、恶心、灼热感、消化不良、鼻部及喉部刺痛等。

3.膀胱功能障碍

可使用抗胆碱药物解除尿道痉挛、改善储尿功能，如索利那新、托特罗定、非索罗定、奥昔布宁，此外，行为干预亦有一定效果。尿液排空功能障碍患者，可间断导尿，3～4 次/天。混合型膀胱功能障碍患者，除间断导尿外，可联合抗胆碱药物或抗痉挛药物治疗，如巴氯芬、多沙唑嗪、坦索罗辛等。

4.疼痛

对急性疼痛，卡马西平或苯妥英钠可能有效。度洛西汀和普瑞巴林。加巴喷丁和阿米替林对感觉异常如烧灼感、紧束感、瘙痒感可能有效。穿加压长袜或戴手套对缓解感觉异常可能也有一定效果。

5.认知障碍

目前仍缺乏疗效肯定的治疗方法。可应用胆碱酯酶抑制剂如多奈哌齐。

6.抑郁

可应用选择性 5-羟色胺再摄取抑制剂类药物。心理治疗也有一定效果。

7.其他症状

如男性患者勃起功能障碍可选用西地那非治疗。眩晕症状可选择美克洛嗪、昂丹司琼或东莨菪碱治疗。

五、护理评估

(一)健康史

有无感染史(消化道、呼吸道),有无其他自身免疫性疾病如系统性红斑狼疮、干燥综合征、混合结缔组织病、重症肌无力、甲状腺功能亢进、桥本甲状腺炎、结节性多动脉炎等。

(二)症状

1.视神经损害

视力下降伴眼球胀痛,在眼部活动时明显。急性起病患者受累眼几小时或几天内部分或完全视力丧失。视野改变主要表现为中心暗点及视野向心性缩小,也可出现偏盲或象限盲;以视神经炎形式发病者,眼底早期有视盘水肿,晚期出现视神经萎缩。以球后视神经炎发病者早期眼底正常,晚期出现原发性视神经萎缩。

2.脊髓损害

脊髓损害为脊髓完全横贯性损害,症状常在几天内加重或达到高峰,表现为双下肢瘫痪、双侧感觉障碍和尿潴留,且程度较重。累及脑干时可出现眩晕、眼震、复视、顽固性呃逆和呕吐,饮水呛咳和吞咽困难。根性神经痛、痛性肌痉挛也较为常见。

(三)身体状况

1.生命体征

生命体征有无异常。

2.肢体活动障碍

有无受累部位肢体肌力、肌张力下降,有无感觉障碍。

3.吞咽困难

有无饮水呛咳、吞咽困难。

4.二便障碍

有无尿失禁、尿潴留、便秘。

5.视力障碍

有无视力丧失、下降,视野缺损,偏盲,复视等。

(四)心理状况

(1)有无焦虑、恐惧、抑郁等情绪。

(2)疾病对生活、工作有无影响。

六、护理诊断/问题

(一)生活自理能力缺陷

与肢体无力有关。

(二)躯体移动障碍

与脊髓受损有关。

(三)有受伤的危险

与视神经受损有关。

(四)有皮肤完整性受损的危险

与瘫痪及大小便失禁有关。

(五)便秘

与脊髓受累有关。

(六)潜在的并发症

感染,与长期应用激素导致机体抵抗力下降有关。

(七)有泌尿系统感染的危险

与长期留置导尿管及卧床有关。

(八)知识缺乏

与疾病相关知识缺乏有关。

(九)焦虑

与担心疾病预后及复发有关。

七、护理措施

(一)环境与休息

保持病室安静舒适,病房内空气清新,温湿度适宜。病情危重的患者应卧床休息。病情平稳时鼓励患者下床活动,注意预防跌倒、坠床等不良事件的发生。

(二)饮食护理

指导患者进高热量、高蛋白质、高维生素食物,少食多餐,多吃新鲜蔬菜和水果。出现吞咽困难等症状时,进食应抬高床头,速度宜慢,并观察进食情况,避免呛咳。必要时遵医嘱留置胃管,并进行吞咽康复锻炼。

(三)安全护理

(1)密切观察病情变化,视力、肌力如有下降,及时通知医师。视力下降、视野缺损的患者要注意用眼卫生,不用手揉眼,保持室内光线良好,环境简洁整齐。将呼叫器、水杯等必需品放在患者视力范围内,暖瓶等危险物品远离患者。复视患者活动时建议戴眼罩遮挡一侧眼部,以减轻头晕症状。

(2)感觉异常的患者,指导其选择宽松、棉质衣裤,以减轻束带感。洗漱时,以温水为宜,可以缓解疲劳。禁止患者使用热水袋,避免泡热水澡。避免因过热而导致症状波动。

(四)肠道护理

排泄异常的患者嘱其养成良好的排便习惯,定时排便。每天做腹部按摩,促进肠蠕动,排便困难时可使用开塞露等缓泻药物。平时多食含粗纤维食物,以保证大便通畅。留置导尿管的患者,保持会阴部清洁、干燥。定时夹闭导尿管,协助患者每天做膀胱、盆底肌肉训练,增强患者控制膀胱功能的能力。

(五)基础护理

保持床单位清洁、干燥,保证患者“六洁四无”。定时翻身、拍背、吸痰,保持呼吸道通畅,保持皮肤完好。肢体处于功能位,每天进行肢体的被动活动及伸展运动训练。能行走的患者,鼓励其进行主动锻炼。锻炼要适度,并保证患者安全,避免外伤。

(六)用药护理

使用糖皮质激素应注意观察药物的不良反应及并发症,及时有效遵医嘱给予处理。注意观察生命体征、血糖变化。保护胃黏膜,避免进食坚硬、有刺激的食物。长期应用者,要注意避免感染,并向患者及家属进行药物宣教,以取得其配合。使用免疫抑制剂应向患者及家属做好药物知识宣教,使其了解药物的使用注意事项及不良反应,注意观察药物不良反应,预防感染,定期抽血,监测血常规及肝肾功能。

(七)心理护理

要做好患者心理护理,介绍有关疾病知识,鼓励患者配合医护人员的治疗,做好长期治疗的准备,树立战胜疾病的信心,减轻恐惧、焦虑、抑郁等不良情绪,以促进疾病康复。

八、健康指导

(1)合理安排工作、学习,生活有规律。

(2)保证充足睡眠,保持积极乐观的精神状态,增加自我照顾能力和应对疾病的信心。

(3)避免紧张和焦虑的情绪。

(4)进行康复锻炼,以保持活动能力,强度要适度。

(5)正确用药,合理饮食。

第四节 三叉神经痛

三叉神经痛是指三叉神经分布范围内反复发作短暂性剧烈疼痛,分为原发性及继发性两种。前者病因未明,可能是某些致病因素使三叉神经脱髓鞘而产生异位冲动或假突触传递,近年来由于显微血管减压术的开展,多数认为主要原因是邻近血管压迫三叉神经根所致。继发性三叉神经痛常见原因有鼻咽癌颅底转移、中颅窝脑膜瘤、听神经瘤、动脉瘤压迫、颅底骨折、脑膜炎、颅底蛛网膜炎、三叉神经节带状疱疹病毒感染等。

一、病因和发病机制

近年来由于显微血管减压术的开展,认为三叉神经痛的病因是邻近血管压迫了三叉神经根所致。绝大部分为小脑上动脉从三叉神经根的上方或内上方压迫了神经根,少数为小脑前下动脉从三叉神经根的下方压迫了神经根。血管对神经的压迫,使神经纤维挤压在一起,逐渐使其发生脱髓鞘改变,从而引起相邻纤维之间的短路现象,轻微的刺激即可形成一系列的冲动通过短路传入中枢,引起一阵阵剧烈的疼痛。

二、临床表现

多发生于40岁以上,女性略多于男性,多为单侧发病。突发闪电样、刀割样、钻顶样、烧灼样剧痛,疼痛仅限于三叉神经感觉支配区内,伴有面部抽搐,又称痛性抽搐,每次发作持续数秒钟至1～2分钟即骤然停止,间歇期无任何疼痛。

在疲劳或紧张时发作较频。

三、治疗原则

三叉神经痛无论原发性或继发性，在未明确病因或难以查出病因的情况下均可用药物治疗或封闭疗法，以缓解症状，倘若一旦确诊病因，应针对病因治疗，除非因高龄、身患严重疾病等因素难以接受者或病因去除治疗后仍疼痛发作，可继续采用药物治疗或封闭疗法。若服药不良反应大者亦可先选择封闭疗法。

四、治疗

(一)药物治疗

三叉神经痛的药物治疗，主要用于患者发病初期或症状较轻者。经过一段时间的药物治疗，部分患者可达到完全治愈或症状得到缓解，表现为发作程度减轻、发作次数减少。

目前应用最广泛的、最有效的药物是抗癫痫药。在用药方面应根据患者的具体情况进行具体分析，各药可单独使用，亦可互相联合应用。在采用药物治疗过程中，应特别注意各种药物不良反应，联合应用。在采用药物治疗过程中，应特别注意各种药物不良反应，进行必要的检测，以免发生不良反应。

1.卡马西平

卡马西平对三叉神经脊束核及丘脑中央内侧核部位的突触传导有显著的抑制作用。用药达到有效治疗量后，多数患者于24小时内发作性疼痛即消失或明显减轻，文献报道，卡马西平可使70%以上的患者完全止痛，20%患者疼痛缓解，此药需长期服用才能维持疗效，多数停药后疼痛再现。不少患者服药后疗效有时会逐渐下降，需加大剂量。此药不能根治三叉神经痛，复发者再次服用仍有效。

用法与用量：口服开始时1次0.1～0.2 g，每天1～2次，然后逐日增加0.1 g。每天最大剂量不超过1.6 g，取得疗效后，可逐日逐次地减量，维持在最小有效量。如最大剂量应用2周后疼痛仍不消失或减轻时，则应停止服用，改用其他药物或治疗方法。

不良反应有眩晕、嗜睡、步态不稳、恶心，数天后消失，偶有白细胞减少、皮疹，可停药。

2.苯妥英钠

苯妥英钠为一种抗癫痫药，在未开始应用卡马西平之前，该药曾被认为是治疗三叉神经痛的首选药物，本药疗效不如卡马西平，止痛效果不完全，长期使用止痛效果减弱，因此，目前已列为第二位选用药物。

本品主要通过增高周围神经对电刺激的兴奋阈值及抑制脑干三叉神经脊髓束的突触间传导而起作用。其疗效仅次于卡马西平，文献报道有效率为88%～96%，但需长期用药，停药后易复发。

用法与用量：成人开始时每次 0.1 g，每天 3 次口服。如用药后疼痛不见缓解，可加大剂量到每天0.2 g，每天 3 次，但最大剂量不超过 0.8 g/d。取得疗效后再逐渐递减剂量，以最小量维持。肌内注射或静脉注射；1 次 0.125～0.25 g，每天总量不超过 0.5 g。临用时用等渗盐水溶解后方可使用。

不良反应为长期服用该药或剂量过大，可出现头痛、头晕、嗜睡、共济失调及神经性震颤等。一般减量或停药后可自行恢复。本品对胃有刺激性，易引起厌食、恶心、呕吐及上腹痛等症状。饭后服用可减轻上述症状。长期服用可出现黏膜溃疡，多见于口腔及生殖器，并可引起牙龈增生，同时服用钙盐及抗过敏药可减轻。苯妥英钠可引起白细胞减少、视力减退等症状；大剂量静脉注射可引起心肌收缩力减弱、血管扩张、血压下降，严重时可引起心脏传导阻滞、心搏骤停。

3.氯硝西泮

本品为抗癫痫药，对三叉神经痛有一定疗效。服药 4～12 天，血浆药浓度达到稳定水平，为30～60 μg/mL。口服氯硝西泮后，30～60 分钟作用逐渐显著，维持 6～8 小时，一般在最初 2 周内可达最大效应，其效果次于卡马西平和苯妥英钠。

用法与用量：氯硝西泮药效强，开始为 1 mg/d，分 3 次服，即可产生治疗效果。而后每 3 天调整 1 次药量(0.5～1 mg)，直至达到满意的治疗效果，至维持剂量为 3～12 mg/d。最大剂量为20 mg/d。

不良反应有嗜睡、行为障碍、共济失调、眩晕、言语不清、肌张力低下等，对肝肾功能也有一定的损害，有明显肝脏疾病的禁用。

4.山莨菪碱

山莨菪碱为从我国特产茄科植物山莨菪中提取的一种生物碱，其作用与阿托品相似，可使平滑肌松弛，解除血管痉挛(尤其是微血管)，同时具有镇痛作用。本药对治疗三叉神经痛有一定疗效，近期效果满意，据文献报道有效率为76.1%～78.4%，止痛时间一般为 2～6 个月，个别达5 年之久。

用法与用量：①口服，每次 5～10 mg，每天 3 次，或每次 20～30 mg，每天 1 次。②肌内注射，每次10 mg，每天 2～3 次，待疼痛减轻或疼痛发作次数减少后改为每次 10 mg，每天 1 次。

不良反应有口干、面红、轻度扩瞳、排尿困难、视近物模糊及心率增快等反应。以上反应多在1～3小时消失，长期用药不会蓄积中毒。有青光眼和心脏病患者忌用。

5.巴氯芬

巴氯芬化学名是抑制性神经递质γ氨基丁酸的类似物，临床试验研究表明本品能缓解三叉神经痛。用法：巴氯芬开始每次 10 mg，每天 3 次，隔天每天增加10 mg，直到治疗的第2 周结束时，将用量递增至每天 60～80 mg。每天平均维持量：单用者为50～60 mg，与卡马西平或苯妥英钠合用者为 30～40 mg。文献报道，治疗三叉神经痛的近期疗效，巴氯芬与卡马西平几乎相同，但远期疗效不如卡马西平，巴氯芬与卡马西平或苯妥英钠均具有协同作用，且比卡马西平更安全，这一特点使巴氯芬在治疗三叉神经痛方面颇受欢迎。

6.麻黄碱

本品可以兴奋脑啡肽系统，因而具有镇痛作用，其镇痛程度为吗啡的1/12～1/7。用法：每次 30 mg，肌内注射，每天 2 次。甲状腺功能亢进、高血压、动脉硬化、心绞痛等患者禁用。

7.硫酸镁

本品在眶上孔或眶下孔注射可治疗三叉神经痛。

8.维生素 B_{12}

文献报道，用大剂量维生素 B_{12} 对治疗三叉神经痛确有较好疗效。方法：维生素 B_{12} 4 000 μg 加维生素 B_1 200 mg 加 2％普鲁卡因 4 mL 对准扳机点做深浅上下左右四点式注药，对放射的始端做深层肌下进药，放射的终点做浅层四点式进药，药量可根据疼痛轻重适量进入。但由于药物作用扳机点可能变位，治疗时可酌情根据变位更换进药部位。

9.匹莫齐特

文献报道，用其他药物治疗无效的顽固性三叉神经痛患者本品有效，且其疗效明显优于卡马西平。开始剂量为每天 4 mg，逐渐增加至每天 12～14 mg，分 2 次服用。不良反应以锥体外系反应较常见，亦可有口干、无力、失眠等。

10.维生素 B_1

维生素 B_1 在神经组织蛋白合成过程中起辅酶作用，参与胆碱代谢，其止痛效果差，只能作为辅助药物。用法与用量：①肌内注射 1 mg/d，每天 1 次，10 天后改为 2～3 次/周，持续 3 周为1 个疗程。②三叉神经分支注射，根据疼痛部位可做眶上神经、眶下神经、上颌神经和下颌神经注射。剂量每次 500～1 000 μg，每周2～3 次。③穴位注射，每次 25～100 μg，每周 2～3 次。常用颊车、下关、四白及阿是穴等。

11.激素

原发性三叉神经痛和继发性三叉神经痛的患者，其病理改变在光镜和电镜下都表现为三叉神经后根有脱髓鞘改变。在临床治疗中发现，许多用卡马西平、苯妥英钠等治疗无效的患者，改用泼尼松、地塞米松等治疗有效。这种激素治疗的原理与治疗脱髓鞘疾病相同，利用激素的免疫抑制作用达到治疗三叉神经痛的目的。由于各学者报道的病例少，只是对一部分卡马西平、苯妥英钠治疗无效者应用有效，其长期效果和机制有待进一步观察。剂量与用量：①泼尼松，每次 5 mg，每天 3 次。②地塞米松，每次0.75 mg，每天 3 次。注射剂：每支 5 mg，每次5 mg，每天1 次，肌内或静脉注射。

(二)神经封闭法

神经封闭法主要包括三叉神经半月节及其周围支乙醇封闭术和半月节射频热凝法，其原理是通过乙醇的化学作用或热凝的物理作用于三叉神经纤维，使其发生坏变，从而阻断神经传导，达到止痛目的。

1.三叉神经乙醇封闭法

封闭用乙醇一般浓度在 80%左右(因封闭前注入局麻药，故常用 98%浓度的乙醇)。

(1)眶上神经封闭：适用于三叉神经第一支痛。方法：患者取坐或卧位，位于眶上缘中内1/3 交界处触及切迹，皮肤消毒及局麻后，用短细针头自切迹刺入皮肤直达骨面，找到骨孔后刺入，待患者出现放射痛时，先注入 2%利多卡因 0.5～1 mL，待眶上神经分布区针感消失，再缓慢注入乙醇 0.5 mL 左右。

(2)眶下神经封闭：在眶下孔封闭三叉神经上颌支的眶下神经。适用于三叉神经第二支痛(主要疼痛局限在鼻旁、下眼睑、上唇等部位)。方法：患者取坐或卧位，位于距眶下缘约 1 cm，距鼻中线 3 cm，触及眶下孔，该孔走向与矢状面成 40°～45°角，长约 1 cm，故穿刺时针头由眶下孔做40°～45°角向外上、后进针，深度不超过 1 cm，患者出现放射痛时，以下操作同眶上神经封闭。

(3)后上齿槽神经封闭：在上颌结节的后上齿槽孔处进行。适用于三叉神经第二支痛(痛区局限在上臼齿及其外侧黏膜者)。方法：患者取坐或卧位，头转向健侧，穿刺点在颧弓下缘与齿槽嵴成角处，即相当于过眼眶外缘的垂线与颧骨下缘相交点，局部消毒后，先用左手指将附近皮肤向下前方拉紧，继之以4～5 cm长穿刺针自穿刺点稍向后上方刺入直达齿槽嵴的后侧骨面，然后紧贴骨面缓慢深入 2 cm 左右，即达后上齿槽孔处，先注入 2%利多卡因，后再注入乙醇。

(4)颏神经封闭：在下颌骨的颏孔处进行，适用于三叉神经第三支痛（主要局限在颏部、下唇）。方法：在下颌骨上、下缘间的中点相当于咬肌前缘和颏正中线之间中点找到颏孔，然后自后上方并与皮肤成45°角向前下进针刺入骨面，插入颏孔，以下操作同眶上神经封闭。

(5)上颌神经封闭：用于三叉神经第二支痛（痛区广泛及眶下神经封闭失效者）。上颌神经主干自圆孔穿出颅腔至翼腭窝。常用侧入法：穿刺点位于眼眶外缘至耳道间连线中点下方，穿刺针自该点垂直刺入深约 4 cm，触及翼突板，继之退针 2 cm 左右稍改向前方 15°角重新刺入，滑过翼板前缘，再深入 0.5 cm 即入翼胯窝内，患者有放射痛时，回抽无血后，先注入 2%利多卡因，待上颌部感觉麻后，注入乙醇 1 mL。

(6)下颌神经封闭：用于三叉神经第三支痛（痛区广泛及眶下神经封闭失效者）。下颌神经主干自卵圆孔穿出。常用侧入法：穿刺点同上颌神经穿刺点，垂直进针达翼突板后，退针 2 cm 再改向上后方15°角进针，患者出现放射痛后，注药同上颌神经封闭。

(7)半月神经节封闭：用于三叉神经第二、三支痛或第一、二、三支痛，方法常用前入法：穿刺点在口角上方及外侧约 3 cm 处，自该点进针，方向后、上、内即正面看应对准向前直视的瞳孔，从侧面看颧弓中点，约进针 5 cm 处达颅底触及试探，当刺入卵圆孔时，患者即出现放射痛（下颌区），则再推进 0.5 cm，上颌部亦出现剧痛即进入半月节内。回抽无血、无脑脊液，先注入 2%利多卡因0.5 mL同侧面部麻木后，再缓慢注入乙醇 0.5 mL。

以上乙醇封闭法的治疗效果差异较大，短者数月，长者可达数年。复发者可重复封闭，但难以根治。

2.三叉神经半月节射频热凝法

该法首先由 Sweat 提出，它通过穿刺半月节插入电极后用电刺激确定电极位置，从而有选择地用射频温控定量灶性破坏法，达到止痛目的。方法有以下几种。

(1)半月节穿刺：同半月节封闭术。

(2)电刺激：穿入成功后，插入电极通入 0.2～0.3 V，用 50～75 w/s 的方波电流，这时患者感觉有刺激区的蚁行感。

(3)射频温控破坏：电刺激准确定位后，打开射频发生器，产生射频电场，此时为进一步了解电极位置，可将温度控制在 42～44 ℃，这种电流可造成可逆性损伤并刺激产生疼痛，一旦电极位置无误，则可将温度增高，每次增加 5 ℃，增高至 60～80 ℃，每次 30～60 秒，在破坏第一支时，则稍缓慢加热并检查角膜反射。此方法有效率为 85%左右，但仍复发而不能根治。

3.三叉神经痛的 γ 刀放射疗法

1991 年，有学者利用 MRI 定位像输入 HP-9000 计算机进行定位和定量计算，选择三叉神经感觉根进脑干区为靶点照射，达到缓解症状目的，其疗效尚不明确。

五、护理

(一)护理评估

1.健康史评估

(1)原发性三叉神经痛是一种病因尚不明确的疾病。但三叉神经痛可继发于脑桥、小脑脚占位性病变压迫三叉神经，以及多发性硬化等所致。因此，应询问患者是否患有多发性硬化，检查有无占位性病变，每次面部疼痛有无诱因。

(2)评估患者年龄。此病多发生于中老年人。40 岁以上发病者占 70%～80%，女性略多于男性比例为3∶1。

2.临床观察与评估

(1)评估疼痛的部位、性质、程度、时间。通常疼痛无预兆，大多数人单侧疼痛，开始和停止都很突然，间歇期可完全正常。发作表现为电击样、针刺样、刀割样或撕裂样的剧烈疼痛，每次数秒至2 分钟。疼痛以面颊、上下颌及舌部最为明显；口角、鼻翼、颊部和舌部为敏感区。轻触即可诱发，称为扳机点；当碰及触发点如洗脸、刷牙时疼痛发作，或当因咀嚼、呵欠和讲话等引起疼痛。以致患者不敢做这些动作。表现为面色憔悴、精神抑郁和情绪低落。

(2)严重者伴有面部肌肉的反复性抽搐、口角牵向患侧，称为痛性抽搐。并可伴有面部发红、皮温增高、结膜充血和流泪等。严重者可昼夜发作，夜不成眠或睡后痛醒。

(3)病程可呈周期性。每次发作期可为数天、数周或数月；缓解期亦可数天至数年。病程愈长，发作愈频繁愈重。神经系统检查一般无阳性体征。

(4)心理评估。使用焦虑量表评估患者的焦虑程度。

(二)患者问题

1.疼痛

主要由于三叉神经受损引起面颊、上下颌及舌疼痛。

2.焦虑

与疼痛反复、频繁发作有关。

(三)护理目标

(1)患者自感疼痛减轻或缓解。

(2)患者述舒适感增加,焦虑症状减轻。

(四)护理措施

1.治疗护理

(1)药物治疗:原发性三叉神经痛首选卡马西平治疗。其不良反应为头晕、嗜睡、口干、恶心、皮疹、再生障碍性贫血、肝功能损害、智力和体力衰弱等。护理者必须注意观察,每1～2个月复查肝功能和血常规。偶有皮疹、肝功能损害和白细胞减少,需停药;也可按医师建议单独或联合使用苯妥英钠、氯硝西泮、巴氯芬、野木瓜等治疗。

(2)封闭疗法:三叉神经封闭是注射药物于三叉神经分支或三叉神经半月节上,阻断其传导,导致面部感觉丧失,获得一段时间的止痛效果。注射药物有无水乙醇、甘油等。封闭术的止痛效果往往不够满意,远期疗效较差,还有可能引起角膜溃疡、失明、脑神经损害、动脉损伤等并发症。且对三叉神经第一支疼痛不适用。但对全身状况差不能耐受手术的患者、鉴别诊断及为手术创造条件的过渡性治疗仍有一定的价值。

(3)经皮选择性半月神经节射频电凝治疗:在 X 线监视下或经 CT 导向将射频电极针经皮插入半月神经节,通电加热至 65～75 ℃维持 1 分钟,可选择性地破坏节后无髓鞘的传导痛、温觉的 Aβ 和 C 细纤维,保留有髓鞘的传导触觉的 Aα 和粗纤维,疗效可达 90%以上,但有面部感觉异常、角膜炎、咀嚼无力、复视和带状疱疹等并发症。长期随访复发率为 21%～28%,但重复应用仍有效。本方法尤其适用于年老体弱且不适合手术治疗的患者、手术治疗后复发者及不愿意接受手术治疗的患者。射频电凝治疗后并发症的观察护理:观察患者的恶心、呕吐反应,随时处理污物,遵医嘱补液补钾;询问患者有无局部皮肤感觉减退,观察其是否有同侧角膜反射迟钝、咀嚼无力、面部异样不适感觉。并注意给患者进餐软食,洗脸水温要适宜。如有术中穿刺方向偏内、偏深误伤视神经引起视力减退、复视等并发症,应积极遵医嘱给予治疗并防止患者活动摔伤、碰伤。

(4)外科治疗:①三叉神经周围支切除及抽除术,手术较简单,因神经再生而容易复发,故有效时间短,目前较少采用,仅限于第一支疼痛者姑息使用。②三叉神经感觉根切断术，经枕下入路三叉神经感觉根切断术，三叉神经痛均适用此种入路，手术操作较复杂，危险性大，术后反应较多，但常可发现病因，可很好保护运动根及保留部分面部和角膜触觉，复发率低，至今仍广泛使用。③三叉神经脊束切断术，此手术危险性太大，术后并发症严重，现很少采用。④微血管减压术，已知有85%～96%的三叉神经痛患者是由于三叉神经根存在血管压迫所致，用手术方法将压迫神经的血管从三叉神经根部移开，疼痛则会消失，这就是微血管减压术，因为微血管减压术是针对三叉神经痛的主要病因进行治疗，去除血管对神经的压迫后，约90%的患者疼痛可以完全消失，面部感觉完全保留，而达到根治的目的，微血管减压术可以保留三叉神经功能，运用显微外科技术进行手术，减小了手术创伤，很少遗留永久性神经功能障碍，术中手术探查可以发现引起三叉神经痛的少见病因，如影像学未发现的小肿瘤、蛛网膜增厚及粘连等，因而成为原发性三叉神经痛的首选手术治疗方法。

三叉神经微血管减压术的手术适应证：正规药物治疗一段时间后，药物效果不明显或疗效明显减退的患者；药物过敏或严重不良反应不能耐受者；疼痛严重，影响工作、生活和休息者。

微血管减压术治疗三叉神经痛的临床有效率为90%～98%，影响其疗效的因素很多，其中压迫血管的类型、神经受压的程度及减压方式的不同对其临床治疗和预后的判断有着重要的意义。微血管减压术治疗三叉神经痛也存在5%～10%的复发率，不同术者和手术方法的不同差异很大。研究表明，患者的性别、年龄、疼痛的支数、疼痛部位、病程、近期疗效及压迫血管的类型可能与复发存在一定的联系。导致三叉神经痛术后复发的主要原因有：①病程＞8年；②静脉为压迫因素；③术后无即刻症状消失者。三叉神经痛复发最多见于术后2年内，2年后复发率明显降低。

2.心理支持

由于本病为突然发作的反复的阵发性剧痛，易出现精神抑郁和情绪低落等表现，护士应关心、理解、体谅患者，帮助其减轻心理压力，增强战胜疾病的信心。

3.健康教育

指导患者生活有规律，合理休息、娱乐；鼓励患者运用指导式想象、听音乐、阅读报刊等分散注意力，消除紧张情绪。

第二章 心内科护理

第一节 心 绞 痛

心绞痛是冠状动脉供血不足，心肌急剧的、暂时的缺血与缺氧所引起的临床综合征。其特点为阵发性的前胸压榨性疼痛感觉，主要位于胸骨后部，可放射至心前区和左上肢，常发生于劳动或情绪激动时，持续数分钟，休息或用硝酸酯制剂后消失。

一、病因和发病机制

本病多见于男性，多数患者在40岁以上，劳累、情绪激动、饱食、受寒、阴雨天气、急性循环衰竭等为常见诱因。除冠状动脉粥样硬化外，本病还可由主动脉瓣狭窄或关闭不全、梅毒性主动脉炎、原发性肥厚型心肌病、先天性冠状动脉畸形、风湿性冠状动脉炎等引起。

对心脏予以机械性刺激并不引起疼痛，但心肌缺血与缺氧则引起疼痛。当冠状动脉的供血与心肌的需血之间发生矛盾，冠状动脉血流量不能满足心肌代谢的需要，引起心肌急剧的、暂时的缺血与缺氧时，即产生心绞痛。

心肌耗氧的多少由心肌张力、心肌收缩强度和心率所决定。心肌张力＝左心室收缩压（动脉收缩压）×心室半径。心肌收缩强度和心室半径经常不变，因此常用“心率×收缩压”（即二重乘积）作为估计心肌氧耗的指标。心肌能量的产生要求大量的氧供，心肌细胞摄取血液氧含量的65％～75％，而身体其他组织则仅摄取10％～25％，因此心肌平时对血液中氧的吸收已接近于最大量，氧需要增加时已难以从血液中更多地摄取氧，只能依靠增加冠状动脉的血流量来提供。在正常情况下，冠状循环有很大的储备力，其血流量可增加到休息时的6～7倍。缺氧时，冠状动脉也扩张，能使其流量增加4～5倍。动脉粥样硬化而致冠状动脉狭窄或部分分支闭塞时，其扩张性减弱，血流量减少，且对心肌的供血量相对地比较稳定。心肌的血液供给如减低到尚能应付心脏平时的需要，则休息时可无症状。一旦心脏负荷突然增加，如劳累、激动、左心衰竭等，使心肌张力增加（心腔容积增加、心室舒张末期压力增高）、心肌收缩力增加（收缩压增高、心室压力曲线量大压力随时间变化率增加）和心率增快等而致心肌氧耗量增加时，心肌对血液的需求增加；或当冠状动脉发生痉挛（如吸烟过度或神经体液调节障碍）时，冠状动脉血流量进一步减少；或在突然发生循环血流量减少的情况下（如休克、极度心动过速等），心肌血液供求之间的矛盾加深，心肌血液供给不足，遂引起心绞痛。严重贫血的患者，在心肌供血量虽未减少的情况下，可由于红细胞减少，血液携氧量不足而引起心绞痛。

在多数情况下，劳累诱发的心绞痛常在同一“心率×收缩压”值的水平上发生。

产生疼痛的直接因素，可能是在缺血缺氧的情况下，心肌内积聚过多的代谢产物，如乳酸、丙酮酸、磷酸等酸性物质；或类似激肽的多肽类物质，刺激心脏内自主神经的传入纤维末梢，经第1～5胸交感神经节和相应的脊髓段，传至大脑，产生疼痛的感觉。这种痛觉反应在与自主神经进入水平相同脊髓的脊神经所分布的皮肤区域，即胸骨后及两臂的前内侧与小指，尤其是在左侧，而多不在心脏解剖位置处。有人认为，在缺血区内富有神经供应的冠状血管的异常牵拉和收缩，可以直接产生疼痛冲动。

病理解剖检查显示心绞痛的患者，至少有一支冠状动脉的主支管腔显著狭窄达横切面的75%以上。有侧支循环形成者，则冠状动脉的主支有更严重的阻塞才会发生心绞痛。另一方面，冠状动脉造影发现5%～10%的心绞痛患者，其冠状动脉的主要分支无明显病变，提示这些患者的心肌血供和氧供不足，可能是冠状动脉痉挛、冠状循环的小动脉病变、血红蛋白和氧的离解异常、交感神经过度活动、儿茶酚胺分泌过多或心肌代谢异常等所致。

患者在心绞痛发作之前，常有血压增高、心率增快、肺动脉压增高和肺毛细血管压增高的变化，反映心脏和肺的顺应性减低，发作时可有左心室收缩力和收缩速度降低、喷血速度减慢、左心室收缩压下降、每搏输出量和心排血量降低、左心室舒张末期压和血容量增加等左心衰竭的病理生理变化。左心室壁可呈收缩不协调或部分心室壁有收缩减弱的现象。

二、临床表现

(一)症状

1.典型发作

突然发生的胸骨后上、中段可波及心前区压榨性、闷胀性或窒息性疼痛，可放射至左肩、左上肢前内侧及无名指和小指。重者有濒死的恐惧感和冷汗，往往迫使患者停止活动。疼痛历时1～5分钟，很少超过15分钟，休息或含化硝酸甘油多在1～2分钟(很少超过5分钟)缓解。

2.不典型发作

(1)疼痛部位可出现在上腹部、颈部、下颌、左肩胛部或右前胸、左大腿内侧等。

(2)疼痛轻微或无疼痛，而出现胸部闷感、胸骨后烧灼感等，称心绞痛的相对症状。上述症状亦应为发作型，休息或含化硝酸甘油可缓解。

心前区刺痛，手指能明确指出疼痛部位，以及持续性疼痛或胸闷，多不是心绞痛。

(二)体征

平时一般无异常体征。心绞痛发作时可出现心率增快、血压增高、表情焦虑、出汗，有时出现第四或第三心音奔马律，可有暂时性心尖区收缩期杂音(乳头肌功能不全)。

(三)心绞痛严重程度的分级

根据加拿大心血管学会分类分为四级。①Ⅰ级：一般体力活动(如步行和登楼)不受限，仅在强、快或长时间劳力时发生心绞痛。②Ⅱ级：一般体力活动轻度受限。快步、饭后、寒冷或刮风中、精神应激或醒后数小时内步行或登楼；步行两个街区以上、登楼一层以上和爬山，均引起心绞痛。③Ⅲ级：一般体力活动明显受限，步行1～2个街区，登楼一层引起心绞痛。④Ⅳ级：一切体力活动都引起不适，静息时可发生心绞痛。

三、分型

(一)劳力性心绞痛

由活动和其他可引起心肌耗氧增加的情况下而诱发。

1.稳定型劳力性心绞痛特点

(1)病程＞1个月。

(2)胸痛发作与心肌耗氧量增加多有固定关系,即心绞痛阈值相对不变。

(3)诱发心绞痛的劳力强度相对固定,并可重复。

(4)胸痛发作在劳力当时,被迫停止活动,症状可缓解。

(5)心电图运动试验多呈阳性。

此型冠脉固定狭窄度超过管径70%,多支病变居多,冠脉动力性阻塞多不明显,粥样斑块无急剧增大或破裂出血,故临床病情较稳定。

2.初发型劳力性心绞痛特点

(1)病程<1个月。

(2)年龄较轻。

(3)男性居多。

(4)临床症状差异大。①轻型:中等度劳力时偶发。②重型:轻微用力或休息时频发;梗死前心绞痛为回顾性诊断。

此型单支冠脉病变多,侧支循环少,因冠脉痉挛或粥样硬化进展迅速,斑块破裂出血,血小板聚集,甚至有血栓形成,导致病情不稳定。

3.恶化型劳力性心绞痛特点

(1)心绞痛发作次数、持续时间、疼痛程度在短期内突然加重。

(2)活动耐量较以前明显降低。

(3)日常生活中轻微活动均可诱发,甚至安静睡眠时也可发作。

(4)休息或用硝酸甘油对缓解疼痛作用差。

(5)发作时心电图有明显的缺血性ST-T改变。

(6)血清心肌酶正常。

此型多属多支冠脉严重粥样硬化,并存在左主干病变,病情突然恶化可能因斑块脂质浸润急剧增大或破裂、出血,血小板凝聚血栓形成,使狭窄管腔更堵塞,至活动耐量减少。

(二)自发性心绞痛

心绞痛发作与心肌耗氧量增加无明显关系,而与冠状血流储备量减少有关,可单独发生或与劳力性心绞痛并存。与劳力性心绞痛相比,疼痛持续时间一般较长,程度较重,且不易为硝酸甘油所缓解。

1.卧位型心绞痛特点

(1)有较长的劳力性心绞痛史。

(2)平卧时发作,多在午夜前,即入睡1~2小时发作。

(3)发作时需坐起甚至需站立。

(4)疼痛较剧烈,持续时间较长。

(5)发作时 ST 段下降显著。

(6)预后差,可发展为急性心肌梗死或发生严重心律失常而死亡。

此型发生机制尚有争论,可能与夜梦、夜间血压降低或发生未被察觉的左心室衰竭,以致狭窄的冠状动脉远端心肌灌注不足;或平卧时静脉回流增加,心脏工作量增加,需氧增加等有关。

2.变异型心绞痛特点

(1)发病年龄较轻。

(2)发作与劳累或情绪多无关。

(3)易于午夜到凌晨时发作。

(4)几乎在同一时刻呈周期性发作。

(5)疼痛较重,历时较长。

(6)发作时心电图示有关导联的 ST 段抬高,与之相对应的导联 ST 段可压低。

(7)含化硝酸甘油可使疼痛迅速缓解,抬高的 ST 段随之恢复。

(8)血清心肌酶正常。

本型心绞痛是由于在冠状动脉狭窄的基础上,该支血管发生痉挛,引起一片心肌缺血所致。冠状动脉造影正常的患者,也可由于该动脉痉挛而引起。冠状动脉痉挛可能与 α 肾上腺素能受体受到刺激有关,患者迟早会发生心肌梗死。

3.中间综合征特点

(1)心绞痛发作持续时间长,可达 30 分钟至 1 小时以上。

(2)常在休息或睡眠中发作。

(3)心电图、放射性核素和血清学检查无心肌坏死的表现。本型心绞痛其性质介于心绞痛与心肌梗死之间,常是心肌梗死的前奏。

4.梗死后心绞痛

梗死后心绞痛是急性心肌梗死发生后 1 个月内(不久或数周)又出现的心绞痛。由于供血的冠状动脉阻塞发生心肌梗死,但心肌尚未完全坏死,一部分未坏死的心肌处于严重缺血状态下又发生疼痛,随时有再发生梗死的可能。

(三)混合性心绞痛

混合性心绞痛的特点为如下所示。

(1)劳累性与自发性心绞痛并存,如兼有大支冠状动脉痉挛,除劳力性心绞痛外可并存变异型心绞痛，如兼有中等大冠脉收缩，则劳力性心绞痛可在通常能耐受的劳动强度以下发生。

(2)心绞痛阈值可变性大，临床表现为在当天不同时间、当年不同季节的心绞痛阈值有明显变化，如伴有 ST 段压低的心绞痛患者运动能力的昼夜变化，或一天中首次劳累性发作的心绞痛。劳力性心绞痛患者遇冷诱发及餐后发作的心绞痛多属此型。

此类心绞痛为一支或多支冠脉有临界固定狭窄病变限制了最大冠脉储备力，同时有冠脉痉挛收缩的动力性阻塞使血流减少，故心肌耗氧量增加与心肌供氧量减少两个因素均可诱发心绞痛。

近年“不稳定型心绞痛”一词在临床上被广泛应用，指介于稳定型劳力性心绞痛与急性心肌梗死和猝死之间的中间状态。它包括了除稳定型劳力性心绞痛外的上述所有类型的心绞痛，还包括冠状动脉成形术后心绞痛、冠状动脉旁路术后心绞痛等新近提出的心绞痛类型。其病理基础是在原有病变基础上发生冠状动脉内膜下出血、粥样硬化斑块破裂、血小板或纤维蛋白凝集、形成血栓、冠状动脉痉挛等。

四、辅助检查

(一)心电图

1.静息时心电图

约半数患者在正常范围，也可有非特异性 ST-T 异常或陈旧性心肌梗死图形，有时有房室或束支传导阻滞、期前收缩等。

2.心绞痛发作时心电图

绝大多数患者可出现暂时性心肌缺血引起的 ST 段移位；ST 段水平或下斜压低≥1 mm，ST 段抬高≥2 mm(变异型心绞痛)；T 波低平或倒置，平时 T 波倒置者发作时变直立(伪改善)。可出现各种心律失常。

3.心电图负荷试验

用于心电图正常或可疑时。有双倍二级梯运动试验(Master 试验)、活动平板运动试验、蹬车试验、双嘧达莫试验、心房调搏和异丙肾上腺素静脉滴注试验等。

4.动态心电图

24 小时持续记录以证实胸痛时有无心电图缺血改变及无痛性禁忌缺血发作。

(二)放射性核素检查

1.^{201}铊(^{201}Tl)心肌显像或兼作负荷(运动)试验

休息时铊显像所示灌注缺损主要见于心肌梗死后瘢痕部位。而缺血心肌常在心脏负荷后显示灌注缺损,并在休息后复查出现缺损区再灌注现象。近年用^{99m}Tc-MIBI做心肌灌注显像(静息或负荷)取得良好效果。

2.放射性核素心腔造影

静脉内注射焦磷酸亚锡被细胞吸附后,再注射^{99m}Tc,即可使红细胞被标记上放射性核素,得到心腔内血池显影。可测定左心室射血分数及显示室壁局部运动障碍。

(三)超声心动图

二维超声心动图可检出部分冠状动脉左主干病变,结合运动试验可观察到心室壁节段性运动异常,有助于心肌缺血的诊断,静息状态下心脏图像阴性,尚可通过负荷试验确定,近年三维、经食管、血管内和心内超声检查增加了其诊断的阳性率和准确性。

(四)心脏X线检查

无异常发现或见心影增大、肺充血等。

(五)冠状动脉造影

可直接观察冠状动脉解剖及病变程度与范围是确诊冠心病的最可靠方法。但它是一种有一定危险的有创检查,不宜作为常规诊断手段。其主要指征为以下两点。

(1)胸痛疑似心绞痛不能确诊者。

(2)内科治疗无效的心绞痛,需明确冠状病变情况而考虑手术者。

(六)激发试验

用于诊断冠脉痉挛,常用冷加压、过度换气及麦角新碱做激发试验,前两种试验较安全,但敏感性差,麦角新碱可引起冠脉剧烈收缩,仅适用于造影时冠脉正常或固定狭窄病变<50%的可疑冠脉痉挛患者。

五、诊断要点

根据典型的发作特点和体征,含用硝酸甘油后缓解,结合年龄和存在冠心病易患因素,除外其他原因所致的心绞痛,一般即可建立诊断。下列几方面有助于临床上判别心绞痛。

(一)性质

心绞痛应是压榨紧缩、压迫窒息、沉重闷胀性疼痛,而非刀割样尖锐痛或抓痛、短促的针刺样或触电样痛或昼夜不停的胸闷感觉。其实也并非"绞痛"。在少数患者可为烧灼感、紧张感或呼吸短促伴有咽喉或气管上方紧窄感。疼痛或不适感开始时较轻,逐渐增剧,然后逐渐消失,很少为体位改变或呼吸所影响。

(二)部位

疼痛或不适处常位于胸骨或其邻近,也可发生在上腹部至咽部之间的任何水平处,但极少在咽部以上。有时可位于左肩或左臂,偶尔也可位于右臂、下颌、下颈椎、上胸椎、左肩胛骨间或肩胛骨上区,然而位于左腋下或左胸下者很少。对于疼痛或不适感分布的范围,患者常需用整个手掌或拳头来指示,仅用一手指的指端来指示者极少。

(三)时限

时限为 1～15 分钟,多数 3～5 分钟,偶有达 30 分钟的(中间综合征除外)。疼痛持续仅数秒钟或不适感(多为闷感)持续整天或数天者均不似心绞痛。

(四)诱发因素

以体力劳累为主,其次为情绪激动,再次为寒冷环境、进冷饮及身体其他部位的疼痛。在体力活动后而不是在体力活动的当时发生的不适感,不似心绞痛。体力活动再加情绪激动,则更易诱发,自发性心绞痛可在无任何明显诱因下发生。

(五)硝酸甘油的效应

舌下含用硝酸甘油片如有效,心绞痛应于 1～2 分钟缓解(也有需 5 分钟的,要考虑到患者可能对时间的估计不够准确),对卧位型的心绞痛,硝酸甘油可能无效。在评定硝酸甘油的效应时,还要注意患者所用的药物是否已经失效或接近失效。

(六)心电图

发作时心电图检查可见以 R 波为主的导联中,ST 段压低,T 波平坦或倒置(变异型心绞痛者则有关导联 ST 段抬高),发作过后数分钟内逐渐恢复。心电图无改变的患者,可考虑做负荷试验。发作不典型者,诊断要依靠观察硝酸甘油的疗效和发作时心电图的改变;如仍不能确诊,可多次复查心电图、心电图负荷试验或 24 小时动态心电图连续监测,如心电图出现阳性变化或负荷试验诱致心绞痛发作时亦可确诊。

六、鉴别诊断

(一)X 综合征

目前临床上被称为 X 综合征的有两种情况:一是 1973 年 Kemp 所提出的原因未明的心绞痛;二是 1988 年 Keaven 所提出的与胰岛素抵抗有关的代谢失常。心绞痛需与 Kemp 的 X 综合征相鉴别。X 综合征(Kemp)目前被认为是小的冠状动脉舒缩功能障碍所致,以反复发作劳力性心绞痛为主要表现,疼痛亦可在休息时发生,发作时或负荷后心电图可示心肌缺血表现,核素心肌灌注可示灌注缺损,超声心动图可示节段性室壁运动异常。但本病多见于女性,冠心病的易患因素不明显,疼痛症状不甚典型,冠状动脉造影阴性,左心室无肥厚表现,麦角新碱试验阴性,治疗反应不稳定而预后良好则与冠心病心绞痛不同。

(二)心脏神经官能症

多发于青年或更年期的女性患者,心前区刺痛或经常性胸闷,与体力活动无关,常伴心悸及叹息样呼吸,手足麻木等。过度换气或自主神经功能紊乱时可有 T 波低平或倒置,但心电图普萘洛尔试验或氯化钾试验时 T 波多能恢复正常。

(三)急性心肌梗死

本病疼痛部位与心绞痛相仿,但程度更剧烈,持续时间多在半小时以上,硝酸甘油不能缓解。常伴有休克、心律失常及心力衰竭;心电图面向梗死部位的导联 ST 段抬高,常有异常 Q 波;血清心肌酶增高。

(四)其他心血管病

如主动脉夹层形成、主动脉窦瘤破裂、主动脉瓣病变、肥厚型心肌病、急性心包炎等。

(五)颈胸疾病

如颈椎病、胸椎病、肋软骨炎、肩关节周围炎、胸肌劳损、肋间神经痛、带状疱疹等。

(六)消化系统疾病

如食管裂孔疝、贲门痉挛、胃及十二指肠溃疡、急性胰腺炎、急性胆囊炎及胆石症等。

七、治疗

预防主要是防止动脉粥样硬化的发生和发展。治疗原则是改善冠状动脉的供血和减轻心肌的耗氧，同时治疗动脉粥样硬化。

（一）发作时的治疗

1.休息

发作时立刻休息，一般患者在停止活动后症状即可消除。

2.药物治疗

较重的发作，可使用作用快的硝酸酯制剂。这类药物除扩张冠状动脉、降低其阻力、增加其血流量外，还通过对周围血管的扩张作用，减少静脉回心血量，降低心室容量、心腔内压、心排血量和血压，减低心脏前后负荷和心肌的需氧，从而缓解心绞痛。

(1)硝酸甘油：可用 0.3～0.6 mg 片剂，置于舌下含化，使其迅速为唾液所溶解而吸收，1～2 分钟即开始起作用，约半小时后作用消失，对约 92%的患者有效，其中 76%在 3 分钟内见效。延迟见效或完全无效时提示患者并非患冠心病或患严重的冠心病，也可能所含的药物已失效或未溶解，如属后者可嘱患者轻轻嚼碎之后继续含化。长期反复应用可由于产生耐药性而效力减低，停用 10 天以上，可恢复有效性。近年还有喷雾剂和胶囊制剂，能达到更迅速起效的目的。不良反应有头昏、头胀痛、头部跳动感、面红、心悸等，偶尔有血压下降，因此第一次用药时，患者宜取平卧位，必要时吸氧。

(2)硝酸异山梨酯：可用 5～10 mg，舌下含化，2～5 分钟见效，作用维持 2～3 小时。或用喷雾剂喷到口腔两侧黏膜上，每次 1.25 mg，1 分钟见效。

(3)亚硝酸异戊酯：为极易汽化的液体，盛于小安瓿内，每安瓿 0.2 mL，用时以小手帕包裹敲碎，立即盖于鼻部吸入。作用快而短，在 10～15 秒内开始，几分钟即消失。本药作用与硝酸甘油相同，其降低血压的作用更明显，有引起晕厥的可能，目前多数学者不推荐使用。同类制剂还有亚硝酸辛酯。

在应用上述药物的同时，可考虑用镇静药。

（二）缓解期的治疗

宜尽量避免各种确知足以诱致发作的因素。调节饮食，特别是一次进食不应过饱，禁绝烟酒。调整日常生活与工作量；减轻精神负担；保持适当的体力活动，但以不致发生疼痛症状为度；有血脂质异常者积极调整血脂；一般不需卧床休息。在初次发作（初发型）或发作增多、加重（恶化型）或卧位型、变异型、中间综合征、梗死后心绞痛等，疑为心肌梗死前奏的患者，应予休息一段时间。

使用作用持久的抗心绞痛药物，应防止心绞痛发作，可单独选用、交替应用或联合应用下列作用持久的药物。

1.硝酸酯制剂

(1)硝酸异山梨酯。①硝酸异山梨酯:口服后半小时起作用,持续3～5小时,常用量为10～20 mg/4～6 h,初服时常有头痛反应,可将单剂改为5 mg,以后逐渐加量。②单硝酸异山梨酯(异乐定):口服后吸收完全,解离缓慢,药效达8小时,常用量为20～40 mg/8～12 h。近年倾向于应用缓释制剂减少服药次数,硝酸异山梨酯的缓释制剂1次口服作用持续8小时,可用20～60 mg/8 h;单硝酸异山梨酯的缓释制剂用量为50 mg,每天1～2次。

(2)戊四硝酯制剂。①硝酸甘油缓释制剂:口服后使硝酸甘油部分药物得以逃逸肝脏代谢,进入体循环而发挥其药理作用。一般服后半小时起作用,时间可长达8～12小时,常用剂量为2.5 mg,每天2次。②硝酸甘油软膏和贴片制剂:前者为2%软膏,均匀涂于皮肤上,每次直径2～5 cm,涂药60～90分钟起作用,维持4～6小时;后者每贴含药20 mg,贴于皮肤上后1小时起作用,维持12～24小时。胸前或上臂皮肤为最适合涂或贴药的部位。患青光眼、颅内压增高、低血压或休克者不宜选用本类药物。

2.β肾上腺素能受体阻滞剂(β受体阻滞剂)

β受体有β_1和β_2两个亚型。心肌组织中β_1受体占主导地位,而支气管和血管平滑肌中以β_2受体为主。所有β受体阻滞剂对两型β受体都能抑制,但对心脏有些制剂有选择性作用。它们具有阻断拟交感胺类对心率和心收缩力受体的刺激作用,减慢心率,降低血压,减低心肌收缩力和氧耗量,从而缓解心绞痛的发作。此外,还减低运动时血流动力的反应,使在同一运动量水平上心肌耗氧量减少;使不缺血的心肌区小动脉(阻力血管)缩小,从而使更多的血液通过极度扩张的侧支循环(输送血管)流入缺血区。国外学者建议用量要大。不良反应有心室射血时间延长和心脏容积增加,这虽可能使心肌缺血加重或引起心力衰竭,但其使心肌耗氧量减少的作用远超过其不良反应。常用制剂如下。

(1)普萘洛尔:每天3～4次,开始时每次10 mg,逐步增加剂量,达每天80～200 mg;其缓释制剂用160 mg,1次/天。

(2)氧烯洛尔(心得平):每天3～4次,每次20～40 mg。

(3)阿普洛尔(心得舒):每天2～3次,每次25～50 mg。

(4)吲哚洛尔(心得静):每天3～4次,每次5 mg,逐步增至60 mg/d。

(5)索他洛尔(心得怡):每天2～3次,每次20 mg,逐步增至200 mg/d。

(6)美托洛尔(美多心安):每天2次,每次25～100 mg;其缓释制剂用

200 mg，1 次/天。

(7)阿替洛尔(氨酰心安)：每天 2 次，每次 12.5～75 mg。

(8)醋丁洛尔(醋丁酰心安)：每天 200～400 mg，分 2～3 次服。

(9)纳多洛尔(康加多尔)：每天 1 次，每次 40～80 mg。

(10)噻吗洛尔(噻吗心安)：每天 2 次，每次 5～15 mg。

本类药物有引起心动过缓、降低血压、抑制心肌收缩力、引起支气管痉挛等作用，长期应用有些可以引起血脂增高，故选用药物时和用药过程中要加以注意和观察。新的一代制剂中，赛利洛尔具有心脏选择性 β_1 受体阻滞作用，同时部分的激动 β_2 受体。其减缓心率的作用较轻，甚至可使夜间心率增快；有轻度兴奋心脏的作用；有轻度扩张支气管平滑肌的作用；使血胆固醇、低密度脂蛋白和甘油三酯降低而高密度脂蛋白胆固醇增高；使纤维蛋白降低而纤维蛋白原增高；长期应用对血糖无影响，因而更适用于老年冠心患者。剂量为 200～400 mg，每天 1 次。我国患者对受体阻滞剂的耐受性较差宜用低剂量。

β受体阻滞剂可与硝酸酯合用，但要注意：①β受体阻滞剂可与硝酸酯有协同作用，因而剂量应偏小，开始剂量尤其要注意减小，以免引起直立性低血压等不良反应。②停用β受体阻滞剂时应逐步减量，如突然停用有诱发心肌梗死的可能。③心功能不全、支气管哮喘及心动过缓者不宜用。由于其有减慢心律的不良反应，因而限制了剂量的加大。

3.钙通道阻滞剂

此类药物抑制钙离子进入细胞内，也抑制心肌细胞兴奋，收缩耦联中钙离子的利用。因而抑制心肌收缩，减少心肌耗氧；扩张冠状动脉，解除冠状动脉痉挛，改善心内膜下心肌的血供；扩张周围血管，降低动脉压，减轻心脏负荷；还降低血液黏度，抗血小板聚集，改善心肌的微循环。常用制剂如下。

(1)苯烷胺衍生物：最常用的是维拉帕米(异搏定)80～120 mg，每天 3 次；其缓释制剂 240～480 mg，每天 1 次。不良反应有头晕、恶心、呕吐、便秘、心动过缓、PR 间期延长、血压下降等。

(2)二氢吡啶衍生物。①硝苯地平(心痛定)：10～20 mg，每 4～8 小时 1 次口服；舌下含用3～5 分钟后起效；其缓释制剂用量为 20～40 mg，每天 1～2 次。②氨氯地平(络活喜)：5～10 mg，每天 1 次。③尼卡地平：10～30 mg，每天 3～4 次。④尼索地平：10～20 mg，每天2～3 次。⑤非洛地平(波依定)：5～20 mg，每天 1 次。⑥伊拉地平：2.5～10 mg，每 12 小时 1 次。

本类药物的不良反应有头痛、头晕、乏力、面部潮红、血压下降、心率增快、下肢水肿等,也可有胃肠道反应。

(3)苯噻氮唑衍生物:最常用的是地尔硫䓬(恬尔心、合心爽),30～90 mg,每天 3 次,其缓释制剂用量为 45～90 mg,每天 2 次。

不良反应有头痛、头晕、皮肤潮红、下肢水肿、心率减慢、血压下降、胃肠道不适等。

以钙通道阻滞剂治疗变异型心绞痛的疗效最好。本类药可与硝酸酯同服,其中二氢吡啶衍生物类,如硝苯地平尚可与β受体阻滞剂同服,但维拉帕米和地尔硫䓬与β受体阻滞剂合用时则有过度抑制心脏的危险。停用本类药时也宜逐渐减量然后停服,以免发生冠状动脉痉挛。

4.冠状动脉扩张剂

冠状动脉扩张剂为能扩张冠状动脉的血管扩张剂,从理论上说将能增加冠状动脉的血流,改善心肌的血供,缓解心绞痛。但由于冠心病时冠状动脉病变情况复杂,有些血管扩张剂如双嘧达莫,可能扩张无病变或轻度病变的动脉较扩张重度病变的动脉远为显著,减少侧支循环的血流量,引起所谓"冠状动脉窃血",增加了正常心肌的供血量,使缺血心肌的供血量反而更减少,因而不再用于治疗心绞痛。目前仍用的有如下几种药物。

(1)吗多明:1～2 mg,每天 2～3 次,不良反应有头痛、面红、胃肠道不适等。

(2)胺碘酮:100～200 mg,每天 3 次,也用于治疗快速心律失常,不良反应有胃肠道不适、药疹、角膜色素沉着、心动过缓、甲状腺功能障碍等。

(3)乙氧黄酮:30～60 mg,每天 2～3 次。

(4)卡波罗孟:75～150 mg,每天 3 次。

(5)奥昔非君:8～16 mg,每天 3～4 次。

(6)氨茶碱:100～200 mg,每天 3～4 次。

(7)罂粟碱:30～60 mg,每天 3 次等。

(三)中医中药治疗

根据中医学辨证论治,采用治标和治本两法。治标,主要在疼痛期应用,以"通"为主,有活血、化瘀、理气、通阳、化痰等法;治本,一般在缓解期应用,以调整阴阳、脏腑、气血为主,有补阳、滋阴、补气血、调理脏腑等法。其中以"活血化瘀"法(常用丹参、红花、川芎、蒲黄、郁金等)和"芳香温通"法(常用苏合香丸、苏冰滴丸、宽胸丸、保心丸、麝香保心丸等)最为常用。此外,针刺或穴位按摩治疗也有一定疗效。

(四)其他药物和非药物治疗

右旋糖酐-40或羟乙基淀粉注射液:250～500 mL/d,静脉滴注14～30天为1个疗程,作用为改善微循环的灌流,可能改善心肌的血流灌注,可用于心绞痛的频繁发作。高压氧治疗增加全身的氧供应,可使顽固的心绞痛得到改善,但疗效不易巩固。体外反搏治疗可能增加冠状动脉的血供,也可考虑应用。兼有早期心力衰竭者,治疗心绞痛的同时宜用快速作用的洋地黄类制剂。鉴于不稳定型心绞痛的病理基础是在原有冠状动脉粥样硬化病变上发生冠状动脉内膜下出血、斑块破裂、血小板或纤维蛋白凝集形成血栓,近年对其采用抗凝血、溶血栓和抗血小板药物治疗,收到较好的效果。

(五)冠状动脉介入性治疗

1.经皮冠状动脉腔内成形术

经皮冠状动脉腔内成形术为用带球囊的心导管经周围动脉送到冠状动脉,在导引钢丝的引导下进入狭窄部位,向球囊内注入造影剂使之扩张,在有指征的患者中可收到与外科手术治疗同样的效果。过去认为理想的指征如下。

(1)心绞痛病程(<1年)药物治疗效果不佳,患者失健。

(2)1支冠状动脉病变,且病变在近端、无钙化或痉挛。

(3)有心肌缺血的客观证据。

(4)患者有较好的左心室功能和侧支循环。施行本术如不成功需做紧急主动脉-冠状动脉旁路移植手术。

近年随着技术的改进,经验的累积,手术指征已扩展到:①治疗多支或单支多发病变。②治疗近期完全闭塞的病变,包括发病6小时内的急性心肌梗死。③治疗病情初步稳定2～3周的不稳定型心绞痛。④治疗主动脉-冠状动脉旁路移植术后血管狭窄。无血供保护的左冠状动脉主干病变为用本手术治疗的禁忌。本手术即时成功率在90%左右,但术后3～6个月内,25%～35%患者可再发生狭窄。

2.冠状动脉内支架安置术

以不锈钢、钴合金或钽等金属和高分子聚合物制成的筛网状、含槽的管状和环绕状的支架,通过心导管置入冠状动脉,由于支架自行扩张或借球囊膨胀作用使其扩张,支撑在血管壁上,从而维持血管内血流畅通。用于如下情况。

(1)改善经皮冠状动脉腔内成形术的疗效,降低再狭窄的发生率,尤其适于经皮冠状动脉腔内成形术扩张效果不理想者。

(2)经皮冠状动脉腔内成形术手术时由于冠状动脉内膜撕脱、血管弹性而回缩、冠状动脉痉挛或血栓形成而出现急性血管闭塞者。

(3)慢性病变冠状动脉近于完全阻塞者。

(4)旁路移植血管段狭窄者。

(5)急性心肌梗死者。术后使用抗血小板治疗预防支架内血栓形成,目前认为新一代的抗血小板制剂-血小板 GPⅡb/Ⅲ受体阻滞剂有较好效果,也可口服常用的抗血小板药物如阿司匹林、双嘧达莫、噻氯吡啶或较新的氯吡格雷等。

3.其他介入性治疗

尚有冠状动脉斑块旋切术、冠状动脉斑块旋切吸引术、冠状动脉斑块旋磨术、冠状动脉激光成形术等,这些在经皮冠状动脉腔内成形术的基础上发展的方法,期望使冠状动脉再通更好,使再狭窄的发生率降低。近年还有用冠状动脉内超声、冠状动脉内放射治疗(简称放疗)的介入性方法,其结果有待观察。

(六)运动锻炼疗法

谨慎安排进度适宜的运动锻炼有助于促进侧支循环的发展,提高体力活动的耐受量,改善症状。

(七)不稳定型心绞痛的处理

各种不稳定型心绞痛的患者均应住院卧床休息,在密切监护下,进行积极的内科治疗,尽快控制症状和防止发生心肌梗死。需取血测血清心肌酶和观察心电图变化以除外急性心肌梗死,并注意胸痛发作时的 ST 段改变。胸痛时可先含硝酸甘油 0.3～0.6 mg,如反复发作可舌下含硝酸异山梨酯 5～10 mg,每 2 小时 1 次,必要时加大剂量,以收缩压不过于下降为度,症状缓解后改为口服。如无心力衰竭可加用β受体阻滞剂和/或钙通道阻滞剂,剂量可偏大些。胸痛严重而频繁或难以控制者,可静脉内滴注硝酸甘油,以1 mg溶于 5%葡萄糖液 50～100 mL 中,开始时 10～20 μg/min,需要时逐步增加至 100～200 μg/min;也可用硝酸异山梨酯 10 mg 溶于 5%葡萄糖 100 mL 中,以 30～100 μg/min 静脉滴注。对发作时 ST 段抬高或有其他证据提示其发作主要由冠状动脉痉挛引起者,宜用钙通道阻滞剂取代 β 受体阻滞剂。鉴于本型患者常有冠状动脉内粥样斑块破裂、血栓形成、血管痉挛及血小板聚集等病变基础,近年主张用阿司匹林口服和肝素或低分子量肝素皮下或静脉内注射以预防血栓形成。情况稳定后行选择性冠状动脉造影,考虑介入或手术治疗。

八、护理

(一)护理评估

1.病史

询问有无高血压、高脂血症、吸烟、糖尿病、肥胖等危险因素,以及劳累、情绪激动、饱食、寒冷、吸烟、心动过速、休克等诱因。

2.身体状况

主要评估胸痛的特征,包括诱因、部位、性质、持续时间、缓解方式及心理感受等。典型心绞痛的特征为:①发作在劳力等诱因的当时。②疼痛部位在胸骨体上段或中段之后,可波及心前区约手掌大小范围,甚至横贯前胸,界限不很清楚,常放射至左肩臂内侧达无名指和小指,或至颈、咽、下颌部。③疼痛性质为压迫、紧缩性闷痛或烧灼感,偶伴濒死感,迫使患者立即停止原来的活动,直至症状缓解。④疼痛一般持续3～5 分钟,经休息或舌下含化硝酸甘油,几分钟内缓解,可数天或数周发作 1 次,或一天发作多次。⑤发作时多有紧张或恐惧,发作后有焦虑、多梦。

发作时体检常有心率加快、血压升高、面色苍白、冷汗,部分患者有暂时性心尖部收缩期杂音、舒张期奔马律、交替脉。

3.实验室及其他检查

(1)心电图检查:主要是在 R 波为主的导联上,ST 段压低,T 波平坦或倒置等。

(2)心电图负荷试验:通过增加心脏负荷及心肌氧耗量,激发心肌缺血性 ST-T 改变,有助于临床诊断和疗效评定等。常用的方法有饱餐试验、双倍阶梯运动试验及次极量运动试验(蹬车运动试验、活动平板运动试验)等。

(3)动态心电图:可以连续 24 小时记录心电图,观察缺血时的 ST-T 改变,有助于诊断、观察药物治疗效果以及有无心律失常。

(4)超声检查:二维超声显示左主冠状动脉及分支管腔可能变窄,管壁不规则增厚及回声增强。心绞痛发作时或运动后局部心肌运动幅度减低或无运动及心功能减低。超声多普勒于二尖瓣上取样,可测出舒张早期血液速度减低,舒张末期流速增加,表示舒张早期心肌顺应性减低。

(5)X 线检查:冠心病患者在合并有高血压病或心功能不全时,可有心影扩大、主动脉弓屈曲延长;心力衰竭重时,可合并肺充血改变;有陈旧心肌梗死合并室壁瘤时,X 线下可见心室反向搏动(记波摄影)。

(6)放射性核素检查:静脉注射^{201}Tl,心肌缺血区不显像。^{201}Tl运动试验以运动诱发心肌缺血,可使休息时无异常表现的冠心病患者呈现不显像的缺血区。

(7)冠状动脉造影:可发现中动脉粥样硬化引起的狭窄性病变及其确切部位、范围和程度,并能估计狭窄处远端的管腔情况。

(二)护理目标

(1)患者主诉疼痛次数减少,程度减轻。

(2)患者能够掌握活动规律并保持最佳活动水平,表现为活动后不出现心律失常和缺氧表现。心率、血压、呼吸维持在预定范围。

(3)患者能够运用有效的应对机制减轻或控制焦虑。

(4)患者能了解本病防治常识,说出所服用药物的名称、用法、作用和不良反应。

(5)无并发症发生。

(三)护理措施

1.一般护理

(1)患者应卧床休息,嘱患者避免突然用力的动作,饭后不宜进行体力活动,防止精神紧张、情绪激动、受寒、饱餐及吸烟酗酒,宜少量多餐,用清淡饮食,不宜进含动物脂肪及高胆固醇的食物。

对有恐惧和焦虑心理的患者,应向患者解释冠心病的性质,只要注意生活保健,坚持治疗,可以防止病情的发展;对情绪不稳者,可适当应用镇静药。

(2)保持大小便通畅,做好皮肤及口腔的护理。

2.病情观察与护理

(1)不稳定型心绞痛患者应放监护室予以监护,密切观察病情和心电图变化,观察胸痛持续的时间、次数,并注意观察硝酸盐类等药物的不良反应。发现异常,及时报告医师,并协助相应的处理。

(2)患者心绞痛发作时,嘱其安静卧床休息,做心电图检查观察其ST-T的改变,并给予舌下含化硝酸甘油0.6 mg,吸氧。对有频繁发作的心绞痛或属自发型心绞痛的患者,需提高警惕,用心电监护观察有无发展为心肌梗死。如有上述变化,应及时报告医师。

(四)健康教育

(1)患者及家属讲解有关疾病的病因及诱发因素,防止过度脑力劳动,适当参加体力活动;合理搭配饮食结构;肥胖者需限制饮食;戒烟酒。积极防治高血压、高脂血症和糖尿病。有上述疾病家族史的青年，应早期注意血压及血脂变化，争取早期发现，及时治疗。

(2)心绞痛症状控制后，应坚持服药治疗。避免导致心绞痛发作的诱因。对不经常发作者，需鼓励做适当的体育锻炼如散步、打太极拳等，这样有利于冠状动脉侧支循环的建立。随身携带硝酸甘油片或亚硝酸异戊酯等药物，以备心绞痛发作时自用。

(3)出院时指导患者根据病情调整饮食结构，坚持医师、护士建议的合理化饮食。教会家属正确测量血压、脉搏、体温的方法。教会患者及家属识别与自身有关的诱发因素，如吸烟，情绪激动等。

(4)出院带药，给患者提供有关的书面材料，指导患者正确用药。

(5)教会患者门诊随访知识。

第二节 心律失常

正常心律起源于窦房结，并沿正常房室传导系统顺序激动心房和心室，频率为60～100次/分(成人)，节律基本规则。心律失常是指心脏冲动的起源、频率、节律、传导速度和传导顺序等异常。

一、分类

心律失常按其发生机制分为冲动形成异常和冲动传导异常两大类。

(一)冲动形成异常

1.窦性心律失常

(1)窦性心动过速。

(2)窦性心动过缓。

(3)窦性心律不齐。

(4)窦性停搏等。

2.异位心律

(1)主动性异位心律：①期前收缩(房性、房室交界区性、室性)。②阵发性心动过速(房性、房室交界区性、室性)。③心房扑动、心房颤动。④心室扑动、心室颤动。

(2)被动性异位心律:①逸搏(房性、房室交界区性、室性)。②逸搏心律(房性、房室交界区性、室性)。

(二)冲动传导异常

1.生理性

干扰及房室分离。

2.病理性

(1)窦房传导阻滞。

(2)房内传导阻滞。

(3)房室传导阻滞。

(4)室内传导阻滞(左、右束支及左束支分支传导阻滞)。

3.房室间传导途径异常

预激综合征。此外,临床上依据心律失常发作时心率的快慢分为快速性心律失常和缓慢性心律失常。

二、病因及发病机制

(一)生理因素

健康人均可发生心律失常,特别是窦性心律失常和期前收缩等。情绪激动、精神紧张、过度疲劳、大量吸烟、饮酒、喝浓茶或咖啡等常为诱发因素。

(二)器质性心脏病

各种器质性心脏病是引发心律失常的最常见原因,以冠心病、心肌病、心肌炎、风湿性心脏病多见,尤其发生心力衰竭或心肌梗死时。

(三)非心源性疾病

除了心脏病外,其他系统的严重疾病,均可引发心律失常,如急性脑血管病、甲状腺功能亢进、慢性阻塞性肺疾病等。

(四)其他

电解质紊乱(低钾血症、低钙血症、高钾血症等)、药物作用(洋地黄、肾上腺素等)、心脏手术或心导管检查、中暑、电击伤等均可引发心律失常。

心律失常发生的基本原理是由于多种原因引起心肌细胞的自律性、兴奋性、传导性改变,导致心脏冲动形成异常、冲动传导异常,或两者兼而有之。

三、诊断要点

通过病史、体征可以作出初步判定。确定心律失常的类型主要依靠心电图,某些心律失常尚需做心电生理检查。

(一)病史

心律失常的诊断应从详尽采集病史入手,让患者客观描述发生心悸等症状时的感受。症状的严重程度取决于心律失常对血流动力学的影响,轻者可无症状或出现心悸、头晕;严重者可诱发心绞痛、心力衰竭、晕厥甚至猝死,增加心血管病死亡的危险性。

(二)体格检查

体格检查包括心脏视诊、触诊、叩诊、听诊的全面检查,并注意检查患者的神志、血压、脉搏频率及节律。

(三)辅助检查

心电图是诊断心律失常最重要的一项无创性检查技术。应记录多导联心电图,并记录能清楚显示P波导联的心电图长条以备分析,通常选择Ⅱ或 V_1 导联。其他辅助诊断的检查还有动态心电图、运动试验和食管心电图等。临床心电生理检查,如食管心房调搏检查、心室内心电生理检查对明确心律失常的发病机制、治疗、预后均有很大帮助。

四、各种心律失常的概念、临床意义及心电图特点

(一)窦性心律失常

正常心脏起搏点位于窦房结,由窦房结发出冲动引起的心律称窦性心律,成人频率为 60～100 次/分。正常窦性心律的心电图特点(图 2-1)为:①P 波在Ⅰ、Ⅱ、aVF 导联直立,aVR 导联倒置。②PR 间期0.12～0.20 秒。③PP 间期之差<0.12 秒。窦性心律的频率可因年龄、性别、体力活动等不同有显著差异。

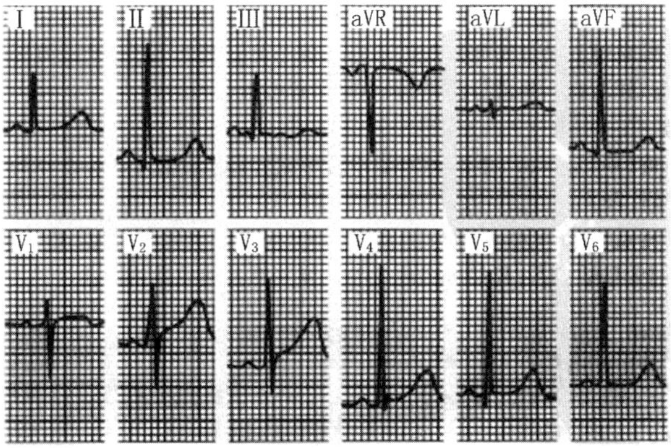

图 2-1 正常心电图

1.窦性心动过速

(1)成人窦性心律的频率超过 100 次/分,称为窦性心动过速,其心率的增快和减慢是逐渐改变的。

(2)心电图特点(图 2-2)为窦性心律,PP 间期<0.60 秒,成人频率大多在 100～180 次/分。

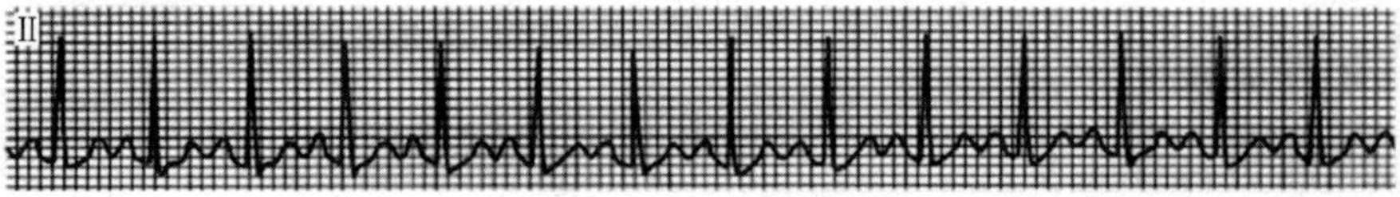

图 2-2　窦性心动过速

(3)窦性心动过速一般不需特殊治疗。治疗主要针对原发病和去除诱因,必要时可应用 β 受体阻滞剂(如普萘洛尔)或镇静药(如地西泮)。

2.窦性心动过缓

(1)成人窦性心律的频率<60 次/分,称为窦性心动过缓。

(2)心电图特点(图 2-3)为窦性心律,PP 间期>1.0 秒。常伴窦性心律不齐,即 PP 间期之差>0.12 秒。

(3)无症状的窦性心动过缓通常无须治疗。因心率过慢出现头晕、乏力等心排血量不足症状时,可用阿托品、异丙肾上腺素等药物,必要时需行心脏起搏治疗。

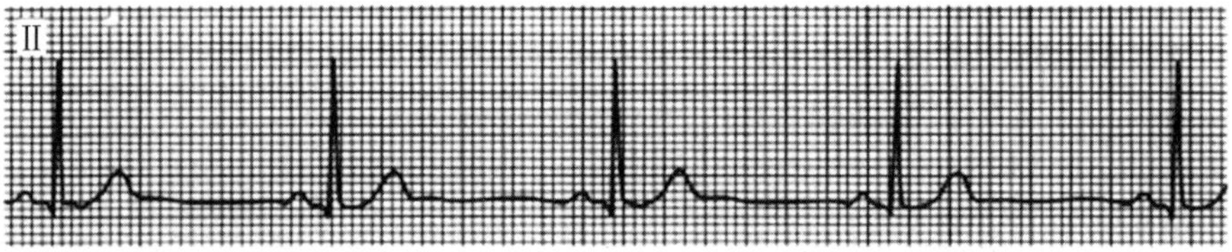

图 2-3　窦性心动过缓

3.窦性停搏

(1)窦性停搏是指窦房结冲动形成暂停或中断,导致心房及心室活动相应暂停的现象,又称窦性静止。

(2)心电图特点(图 2-4)为一个或多个 PP 间期显著延长,而长 PP 间期与窦性心律的基本 PP 间期之间无倍数关系,其后可出现交界性或室性逸搏,或逸搏心律。

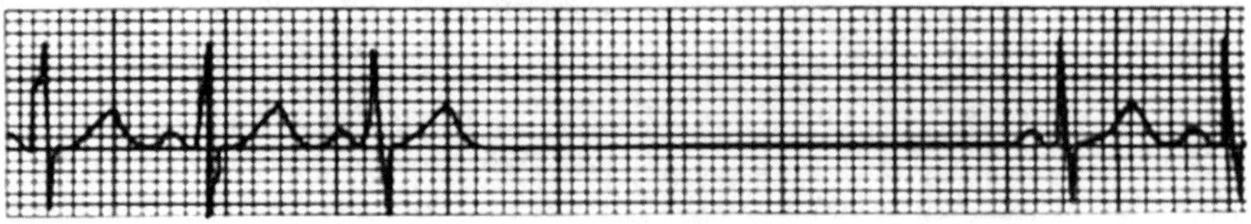

图 2-4　窦性停搏

(3)窦性停搏可由迷走神经张力增高或洋地黄、胺碘酮、钾盐、乙酰胆碱等药物,高钾血症、心肌炎、心肌病、冠心病等引起。临床症状轻重不一,轻者无症状或偶尔出现心搏暂停,重者可发生阿-斯综合征甚至死亡。

4.病态窦房结综合征

(1)病态窦房结综合征简称病窦综合征。由窦房结及其邻近组织病变引起的窦房结起搏功能和/或窦房结传导功能障碍,从而产生多种心律失常的综合表现。

(2)病窦综合征常见病因为冠心病、心肌病、心肌炎,亦可见于结缔组织病、代谢性疾病及家族性遗传性疾病等,少数病因不明。主要临床表现为心动过缓所致脑、心、肾等脏器供血不足症状,尤以脑供血不足症状为主。轻者表现为头晕、心悸、乏力、记忆力减退等,重者可发生短暂晕厥或阿-斯综合征。部分患者合并短阵室上性快速性心律失常发作(慢-快综合征),进而可出现心悸、心绞痛或心力衰竭。

(3)心电图特点(图 2-5):①持续而显著的窦性心动过缓(＜50 次/分)。②窦性停搏和/或窦房传导阻滞。③窦房传导阻滞与房室传导阻滞并存。④心动过缓-心动过速综合征,又称慢-快综合征,是指心动过缓与房性快速性心律失常(如房性心动过速、心房扑动、心房颤动)交替发作,房室交界区性逸搏心律。

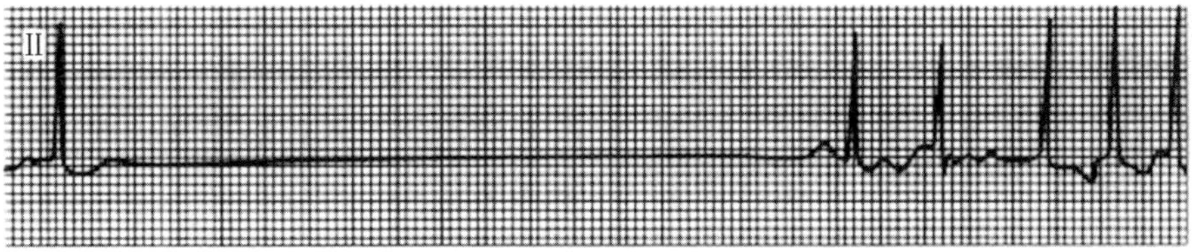

图 2-5 病态窦房结综合征(慢-快综合征)

(4)积极治疗原发疾病。无症状者,不必给予治疗,仅定期随访观察;反复出现严重症状及心电图＞3 秒长间歇者宜首选安装人工心脏起搏器。慢-快综合征应用起搏器治疗后,患者仍有心动过速发作,则可同时用药物控制快速性心律失常发作。

(二)期前收缩

期前收缩是指窦房结以外的异位起搏点发出的过早冲动引起的心脏搏动。根据异位起搏点的部位不同可分为房性、房室交界性和室性。期前收缩可偶发或频发,如每个窦性搏动后出现一个期前收缩,称为二联律;每两个窦性搏动后出现一个期前收缩，称三联律。在同一导联上如室性期前收缩的形态不同，称为多源性室性期前收缩。

期前收缩可见于健康人，其发生与情绪激动、过度疲劳、过量饮酒或吸烟、饮浓茶、咖啡等有关。冠心病急性心肌梗死、风湿性心瓣膜病、心肌病、心肌炎等各种心脏病常可引起。此外，药物毒性作用，电解质紊乱，心脏手术或心导管检查均可引起期前收缩。

1.临床意义

偶发的期前收缩一般无症状，部分患者可有漏跳的感觉。频发的期前收缩由于影响心排血量，可引起头痛、乏力、晕厥等；原有心脏病者可诱发或加重心绞痛或心力衰竭。听诊心律不规则，期前收缩的第一心音增强，第二心音减弱或消失。脉搏触诊可发现脉搏脱落。

2.心电图特点

(1)房性期前收缩(图 2-6)提前出现的房性异位 P 波，其形态与同导联窦性 P 波不同；PR 间期>0.12 秒；P 波后的 QRS 波群有三种可能：①与窦性心律的 QRS 波群相同。②因室内差异性传导出现宽大畸形的 QRS 波群。③提前出现的 P 波后无 QRS 波群，称为未下传的房性期前收缩；多数为不完全性代偿间歇(即期前收缩前后窦性 P 波之间的时限常短于 2 个窦性 PP 间期)。

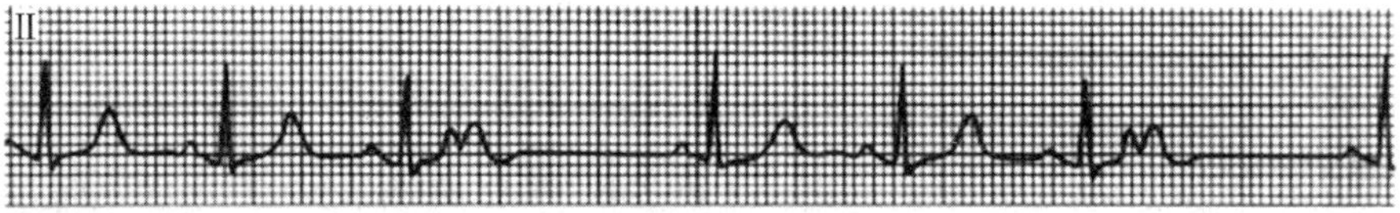

图 2-6 房性期前收缩

(2)房室交界区性期前收缩(图 2-7)：提前出现的 QRS 波群，其形态与同导联窦性心律 QRS 波群相同，或因室内差异性传导而变形；逆行 P 波(Ⅰ、Ⅱ、aVF 导联倒置，aVR 导联直立)有三种可能：①P 波位于 QRS 波群之前，PR 间期<0.12 秒。②P 波位于 QRS 波群之后，RP′间期<0.20 秒。③P 波埋于 QRS 波群中，QRS 波群之前后均看不见 P 波；多数为完全性代偿间期(即期前收缩前后窦性 P 波之间的时限等于2 个窦性 PP 间期)。

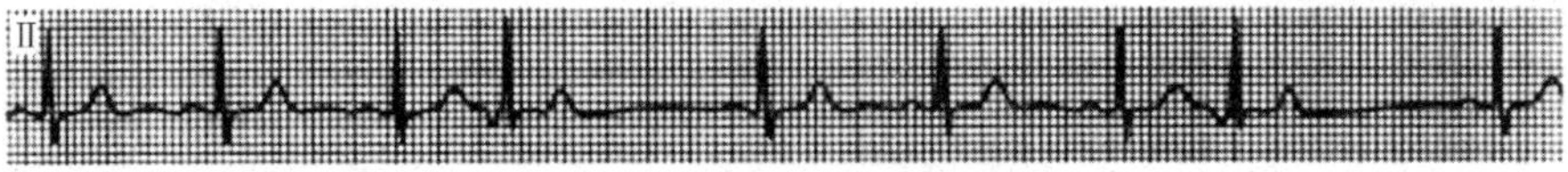

图 2-7 房室交界性期前收缩

(3)室性期前收缩(图 2-8):①提前出现的 QRS 波群宽大畸形,时限>0.12 秒。②QRS 波群前无相关的 P 波。③T 波方向与 QRS 波群主波方向相反。④多数为完全性代偿间歇。

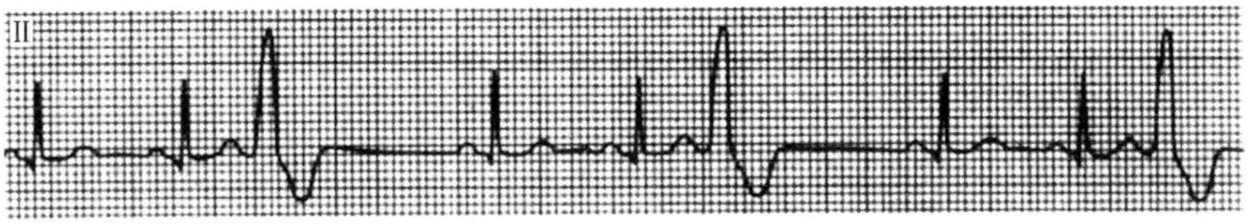

图 2-8 室性期前收缩

3.治疗要点

(1)病因治疗:积极治疗原发病,解除诱因。如改善心肌供血,控制心肌炎症,纠正电解质紊乱,避免情绪激动或过度疲劳等。

(2)药物治疗:无明显自觉症状或偶发的期前收缩者,一般无须抗心律失常药物治疗,可酌情使用镇静药,如地西泮等。如频繁发作,症状明显或有器质性心脏病者,必须积极治疗。根据期前收缩的类型选用不同的药物。房性期前收缩、交界性期前收缩可选用维拉帕米、普罗帕酮、莫雷帕酮或β受体阻滞剂等药物。室性期前收缩选用β受体阻滞剂、美西律、普罗帕酮、莫雷帕酮等药物。

(3)其他:急性心肌梗死早期发生的室性期前收缩可选用利多卡因;洋地黄中毒引起的室性期前收缩者首选苯妥英钠。

(三)阵发性心动过速

阵发性心动过速是一种阵发性快速而规律的异位心律,是由三个或三个以上连续发生的期前收缩形成,根据异位起搏点的部位不同可分为房性、房室交界性和室性阵发性心动过速。由于房性、房室交界性阵发性心动过速在临床上难以区别,故统称为阵发性室上性心动过速(PSVT)。阵发性室上性心动过速常见于无器质性心脏病者,其发作与体位改变、情绪激动、过度疲劳、烟酒过量等有关。阵发性室性心动过速多见于心肌病变广泛而严重的患者,如冠心病发生急性心肌梗死时;其次是心肌病、心肌炎、二尖瓣脱垂、心瓣膜病等。

1.临床意义

(1)阵发性室上性心动过速突然发作、突然终止,持续时间长短不一。发作时患者常有心悸、焦虑、紧张、乏力,甚至诱发心绞痛、心功能不全、晕厥或休克。症状轻重取决于发作时的心率、持续时间和有无心脏病变等。听诊,心律规则,心率 150~250 次/分,心尖部第一心音强度不变。

(2)阵发性室性心动过速症状轻重取决于室速发作的频率、持续时间、有无器质性心脏病及心功能状况。非持续性室速(发作时间<30 秒)患者通常无症状或仅有心悸;持续性室速患者常伴明显血流动力学障碍与心肌缺血,可出现低血压、晕厥、心绞痛、休克或急性肺水肿。听诊心律略不规则,心率常在 100～250 次/分。如发生完全性房室分离,则第一心音强度不一致。

2.心电图特点

(1)阵发性室上性心动过速(图 2-9):①三个或三个以上连续而迅速的室上性期前收缩,频率范围达 150～250 次/分,节律规则。②P 波不易分辨。③绝大多数患者 QRS 波群形态与时限正常。

(2)阵发性室性心动过速(图 2-10):①三个或三个以上连续而迅速的室性期前收缩,频率范围达100～250 次/分,节律较规则或稍有不齐。②QRS 波群形态畸形,时限>0.12 秒,有继发 ST-T 改变。③如有 P 波,则 P 波与 QRS 波无关,且其频率比 QRS 频率缓慢。④常可见心室夺获与室性融合波。

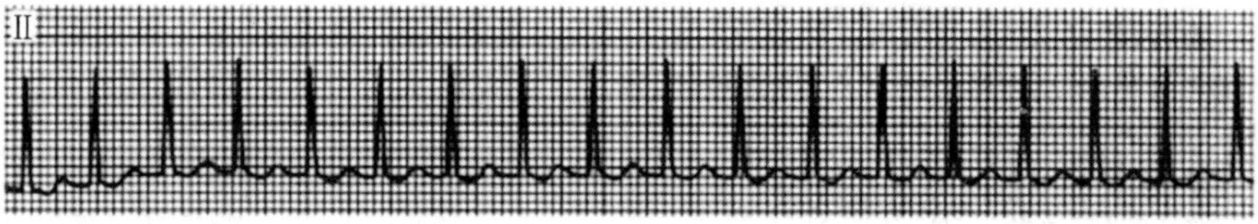

图 2-9　阵发性室上性心动过速

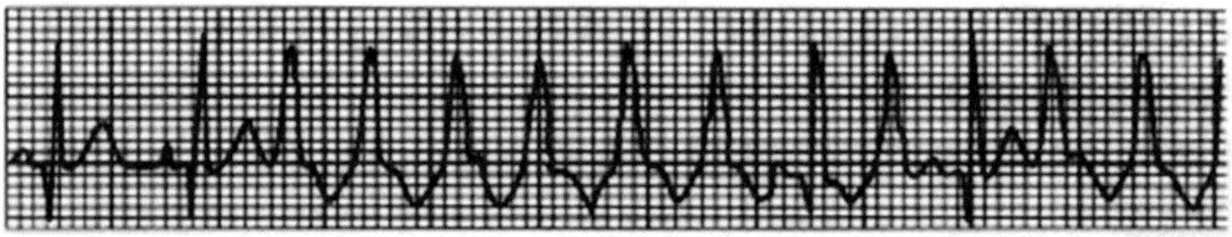

图 2-10　阵发性室性心动过速

3.治疗要点

(1)阵发性室上性心动过速。急性发作时治疗:①刺激迷走神经。可起到减慢心率、终止发作的作用。方法包括刺激悬雍垂诱发恶心、呕吐;深吸气后屏气,再用力做呼气动作(Valsalva 动作);颈动脉窦按摩等。上述方法可重复多次使用。②药物终止发作。当刺激迷走神经无效时,可采用维拉帕米或三磷酸腺苷(ATP)静脉注射。

预防复发:除避免诱因外,发作频繁者可选用地高辛、长效钙通道阻滞剂、长效普萘洛尔等药物。

对于反复发作或药物治疗无效者,可考虑施行射频消融术。该方法具有安全、迅速、有效且能治愈心动过速的优点,可作为预防发作的首选方法。

(2)阵发性室性心动过速:由于室速多发生于器质性心脏病者,往往导致血流动力学障碍,甚至发展为心室颤动,应严密观察予以紧急处理,终止其发作。

一般遵循的原则:无器质性心脏病者发生的非持续性室速,如无症状,无须进行治疗;持续性室速发作,无论有无器质性心脏病,均应给予治疗;有器质性心脏病的非持续性室速亦应考虑治疗。药物首选利多卡因,静脉注射 100 mg,有效后可予静脉滴注维持。其他药物如普罗帕酮、胺碘酮也有疗效。如使用上述药物无法终止发作,且患者已出现低血压、休克、脑血流灌注不足等危险表现,应立即给予同步直流电复律。

(四)扑动与颤动

当自发性异位搏动的频率超过阵发性心动过速的范围时,形成扑动或颤动。根据异位起搏点的部位不同可分为心房扑动与心房颤动;心室扑动与心室颤动。心房颤动是成人最常见的心律失常之一,远较房扑多见,二者发病率之比为 10∶1～20∶1,绝大多数见于各种器质性心脏病,其中以风湿性心瓣膜病最为常见。心室扑动与心室颤动是最严重的致命性心律失常,心室扑动多为心室颤动的前奏,而心室颤动则是导致心源性猝死的常见心律失常,也是心脏病或其他疾病临终前的表现。

1.临床意义

(1)心房扑动与心房颤动:心房扑动和心房颤动的症状取决于有无器质性心脏病、基础心功能以及心室率的快慢。如心室率不快且无器质性心脏病者可无症状;心室率快者可有心悸、胸闷、头晕、乏力等。心房颤动时心房有效收缩消失,心排血量减少 25%～30%,加之心室率增快,对血流动力学影响较大,导致心排血量、冠状循环及脑部供血明显减少,引起心力衰竭、心绞痛或晕厥;还易引起心房内附壁血栓的形成,部分血栓脱落可引起体循环动脉栓塞,以脑栓塞最常见。体检时心房扑动的心室律可规则或不规则。心房颤动时,听诊第一心音强弱不等,心室律绝对不规则;心室率较快时,脉搏短绌(脉率慢于心率)明显。

(2)心室扑动与心室颤动:心室扑动和心室颤动对血流动力学的影响均等于心室停搏,其临床表现无差别,二者具有下列特点:意识突然丧失,常伴有全身抽搐,持续时间长短不一;心音消失,脉搏触不到,血压测不出;呼吸不规则或停止;瞳孔散大,对光反射消失。

2.心电图特点

(1)心房扑动心电图特征(图 2-11):①P 波消失,代之以 250～350 次/分,间隔均匀，形状相似的锯齿状心房扑动波(F 波)。②F 波与 QRS 波群成某种固定的比例，最常见的比例为2∶1房室传导，有时比例关系不固定，则引起心室律不规则。③QRS 波群形态一般正常，伴有室内差异性传导者 QRS 波群可增宽、变形。

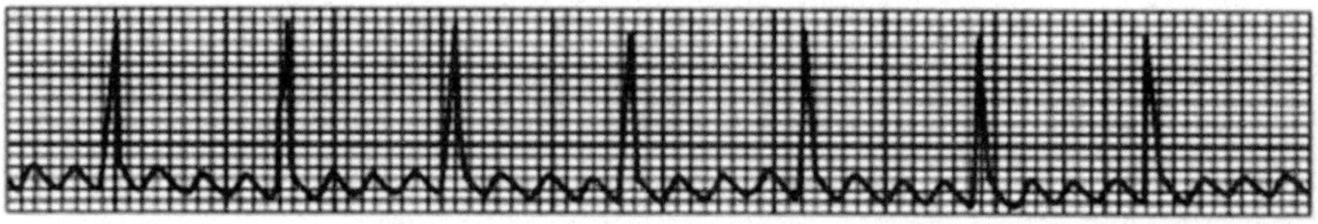

图 2-11　心房扑动(2∶1 房室传导)

(2)心房颤动心电图特征(图 2-12)：①P 波消失，代之以大小不等、形态不一、间期不等的心房颤动波(f 波)，频率为 350～600 次/分。②RR 间期绝对不等。③QRS 波群形态通常正常，当心室率过快，发生室内差异性传导时，QRS 波群增宽、变形。

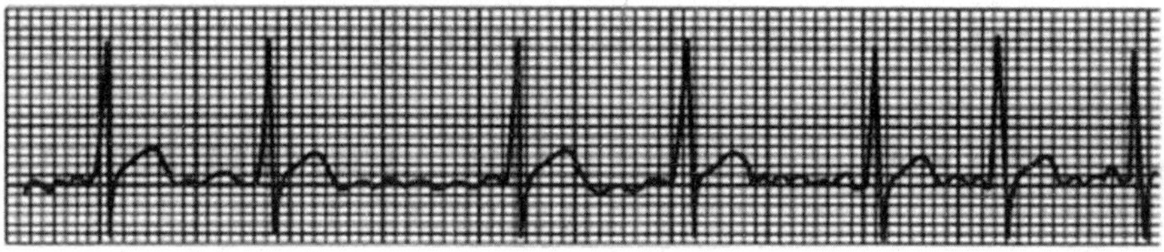

图 2-12　心房颤动

(3)心室扑动的心电图特点(图 2-13)：P-QRS-T 波群消失，代之以 150～300 次/分波幅大而较规则的正弦波(心室扑动波)图形。

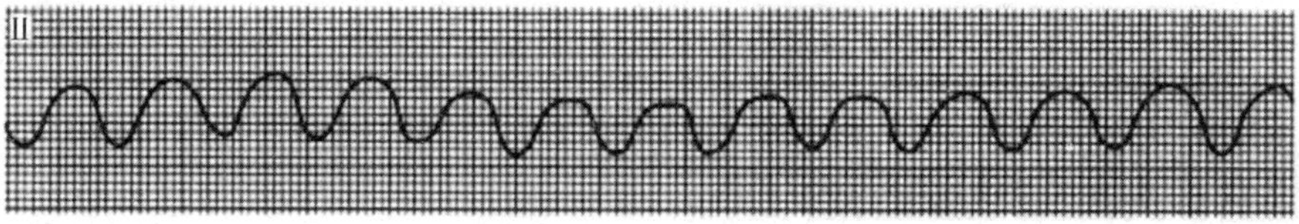

图 2-13　心室扑动

(4)心室颤动的心电图特点(图 2-14)：P-QRS-T 波群消失，代之以形态、振幅与间隔绝对不规则的颤动波(心室颤动波)，频率为 150～500 次/分。

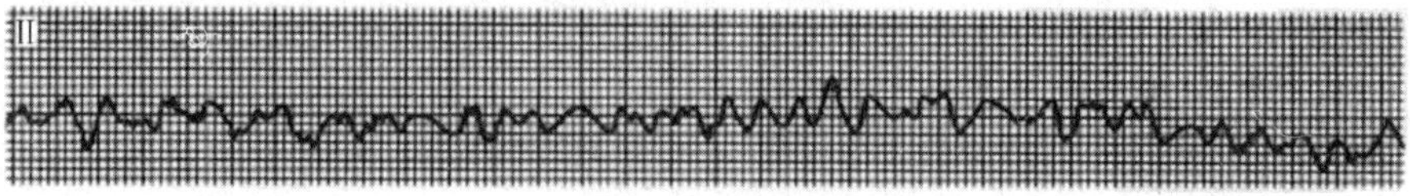

图 2-14　心室颤动

3.治疗要点

(1)心房扑动和颤动:心房扑动或心房颤动伴有较快心室率时,可使用洋地黄类药物减慢心室率,以保持血流动力学的稳定,此法可以使有些心房扑动或心房颤动转为窦性心律。其他药物如维拉帕米、地尔硫䓬等也能起到终止心房扑动、心房颤动的作用。对于持续性心房颤动的患者,符合条件者可采用药物如奎尼丁、胺碘酮等进行复律。无效时可使用电复律。

(2)心室扑动和颤动:心室扑动或心室颤动发生后,如果不迅速采取抢救措施,患者一般在3~5分钟死亡,因此必须争分夺秒、尽快恢复有效心律。一旦心电监测确定为心室扑动或颤动时,立即采用除颤器进行非同步直流电除颤,同时配合胸部按压及人工呼吸等心肺复苏术,并经静脉注射利多卡因和其他复苏药物如肾上腺素等。

(五)房室传导阻滞

房室传导阻滞是指冲动从心房传到心室的过程中,冲动传导的延迟或中断。根据病因不同,其阻滞部位可发生在房室结、房室束以及束支系统内,按阻滞程度可分为三类。常见器质性心脏病,偶尔一度和二度Ⅰ型房室传导阻滞可见于健康人,与迷走神经张力过高有关。

1.临床意义

(1)一度房室传导阻滞:指传导时间延长(PR间期延长);患者多无自觉症状,听诊时第一心音可略为减弱。

(2)二度房室传导阻滞:指心房冲动部分不能传入心室(心搏脱漏);心搏脱漏仅偶尔出现时,患者多无症状或偶有心悸,如心搏脱漏频繁心室率缓慢时,可有乏力、头晕甚至短暂晕厥;听诊有心音脱漏,触诊脉搏脱落,若为2∶1传导阻滞,则可听到慢而规则的心室率。

(3)三度房室传导阻滞:指心房冲动全部不能传入心室。患者症状取决于心室率的快慢,如心室率过慢,心排血量减少,导致心脑供血不足,可出现头晕、疲乏、心绞痛、心力衰竭等,如心室搏动停顿超过15秒可引起晕厥、抽搐,即阿-斯综合征发生,严重者可猝死;听诊心律慢而规则,心室率多为35~50次/分,第一心音强弱不等,间或闻及心房音及响亮清晰的第一心音(大炮音)。

2.心电图特点

(1)一度房室传导阻滞心电图特征(图2-15):①PR间期延长,成人>0.20秒(老年人>0.21秒);②每个P波后均有QRS波群。

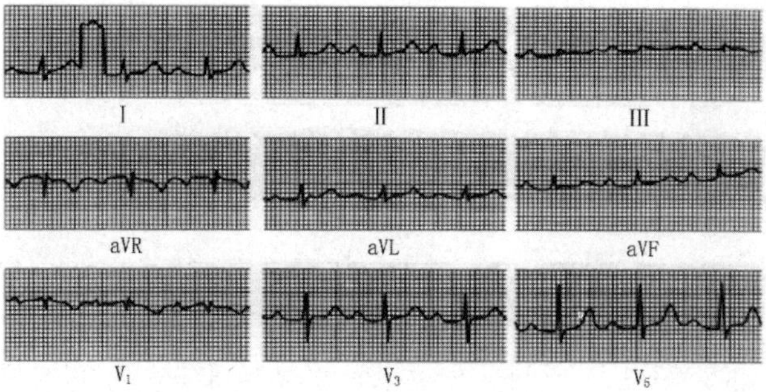

图 2-15　一度房室传导阻滞

(2)二度房室传导阻滞:按心电图表现可分为Ⅰ型和Ⅱ型。

二度Ⅰ型房室传导阻滞心电图特征(图 2-16):①PR 间期在相继的心搏中逐渐延长,直至发生心室脱漏,脱漏后的第一个 PR 间期缩短,如此周而复始。②相邻的 RR 间期进行性缩短,直至 P 波后 QRS 波群脱漏。③心室脱漏造成的长 RR 间期小于两个 PP 间期之和。

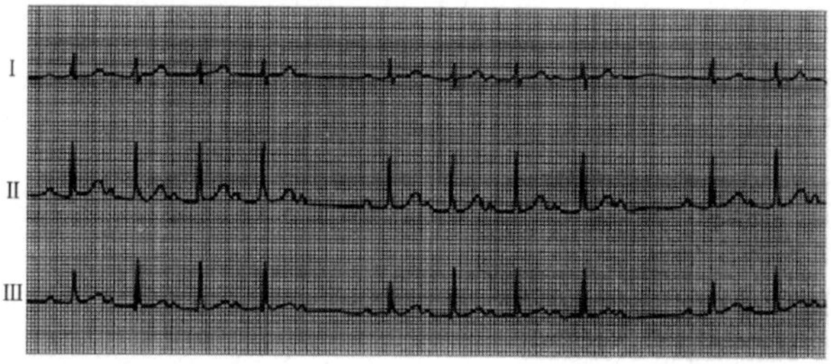

图 2-16　二度Ⅰ型房室传导阻滞

二度Ⅱ型房室传导阻滞心电图特征(图 2-17):①PR 间期固定不变(可正常或延长);②数个 P 波之后有一个 QRS 波群脱漏,形成 2∶1、3∶1、3∶2 等不同比例房室传导阻滞;③QRS波群形态一般正常,亦可有异常。

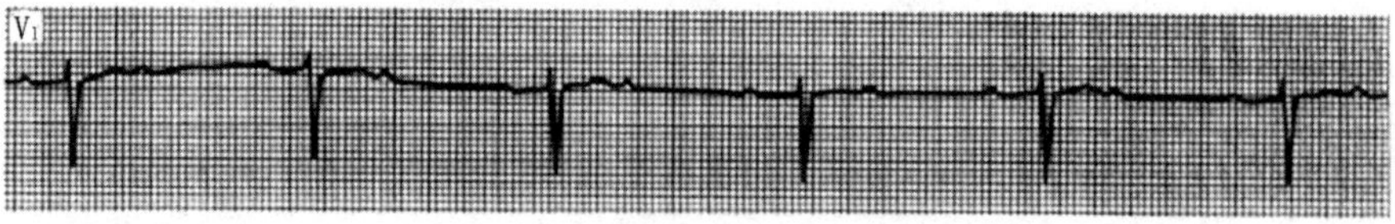

图 2-17　二度Ⅱ型房室传导阻滞

如果二度Ⅱ型房室传导阻滞下传比例≥3∶1 时,称为高度房室传导阻滞。

(3)三度房室传导阻滞心电图特征(图 2-18):①P 波与 QRS 波群各有自己的规律,互不相关,呈完全性房室分离。②心房率>心室率。③QRS 波群形态和时限取决于阻滞部位,如阻滞位于希氏束及其附近,心室率 40～60 次/分,

QRS波群正常。④如阻滞部位在希氏束分叉以下，心室率可在40次/分以下，QRS波群宽大畸形。

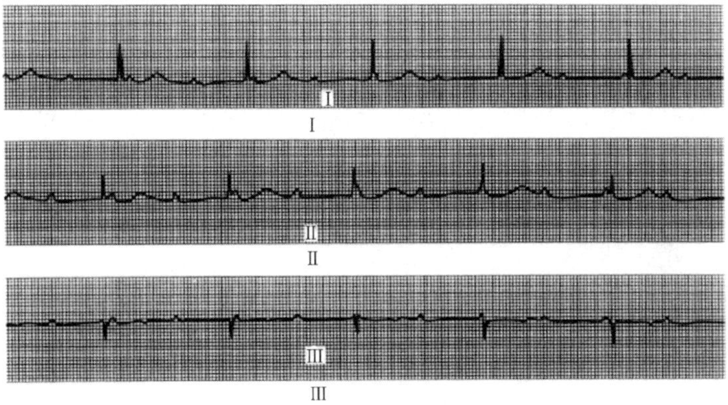

图2-18 三度房室传导阻滞

3.治疗要点

(1)病因治疗：积极治疗引起房室传导阻滞的各种心脏病，纠正电解质紊乱，停用有关药物，解除迷走神经过高张力等。一度或二度Ⅰ型房室传导阻滞，心室率不太慢(>50次/分)且无症状者，仅需病因治疗，心律失常本身无须进行治疗。

(2)药物治疗：二度Ⅱ型或三度房室传导阻滞，心室率慢并影响血流动力学，应及时提高心室率以改善症状，防止发生阿-斯综合征。常用药物有：①异丙肾上腺素持续静脉滴注，使心室率维持在60～70次/分，对急性心肌梗死患者要慎用。②阿托品静脉注射，适用于阻滞部位位于房室结的患者。

(3)人工心脏起搏治疗：对心室率<40次/分，症状严重者，特别是曾发生过阿-斯综合征者，应首选安装人工心脏起搏器。

五、常见护理诊断

(一)活动无耐力

与心律失常导致心排血量减少有关。

(二)焦虑

与心律失常致心跳不规则、停跳及反复发作、治疗效果不佳有关。

(三)潜在并发症

心力衰竭、猝死。

六、护理措施

(一)一般护理

1.体位与休息

当心律失常发作患者出现胸闷、心悸、头晕等不适时，应采取高枕卧位、半卧位或其他舒适体位，尽量避免左侧卧位。有头晕、晕厥发作或曾有跌倒病史者应卧床休息，加强生活护理。

2.饮食护理

给予清淡易消化、低脂和富于营养的饮食，且少量多餐，避免刺激性饮料。有心力衰竭患者应限制钠盐摄入，对服用利尿剂者应鼓励多进食富含钾盐的食物，避免出现低钾血症而诱发心律失常。

(二)病情观察

(1)评估心律失常可能引起的临床症状，如心悸、乏力、胸闷、头晕、晕厥等，注意观察和询问这些症状的程度、持续时间以及给患者日常生活带来的影响。

(2)定期测量心率和心律，判断有无心动过速、心动过缓、期前收缩、心房颤动等心律失常发生。对于心房颤动患者，两名护士应同时测量患者心率和脉率一分钟，并记录，以观察脉短绌的变化发生情况。

(3)心电图检查是判断心律失常类型及检测心律失常病情变化的最重要的手段，护士应掌握心电图机的使用方法，在患者心律失常突然发作时及时描记心电图并表明日期和时间。行 24 小时动态心电图检查的患者，应嘱其保持平素的生活和活动，并记录症状出现的时间及当时所从事的活动，以利于发现病情及查找病因。

(4)对持续心电监测的患者，应注意观察是否出现心律失常及心律失常的类型、发作次数、持续时间、治疗效果等情况。当患者出现频发、多源性室性期前收缩、R-on-T 现象、阵发性室性心动过速、二度Ⅱ型及三度房室传导阻滞时，应及时通知医师。

(三)用药护理

严格遵医嘱按时按量应用抗心律失常药物，静脉注射抗心律失常药物时速度应缓慢，静脉滴注速度严格按医嘱执行。用药期间严密监测脉率、心律、心率、血压及患者的反应，及时发现因用药而引起的新的心律失常和药物中毒，做好相应的护理。

1.奎尼丁

毒性反应较重，可致心力衰竭、窦性停搏、房室传导阻滞、室性心动过速等心脏毒性反应，故在给药前要测量血压、心率、心律，如有血压＜12.0/8.0 kPa(90/60 mmHg)，心率慢于 60 次/分，或心律不规则时需告知医师。

2.普罗帕酮

可引起恶心、呕吐、眩晕、视物模糊、房室传导阻滞，诱发和加重心力衰竭等。餐时或餐后服用可减少胃肠道刺激。

3.利多卡因

有中枢抑制作用和心血管系统不良反应，剂量过大可引起震颤、抽搐，甚至呼吸抑制和心脏停搏等，应注意给药的剂量和速度。对心力衰竭、肝肾功能不全、酸中毒和老年人应减少剂量。

4.普萘洛尔

可引起低血压、心动过缓、心力衰竭等，并可加重哮喘与慢性阻塞性肺疾病。在给药前应测量患者的心率，当心率＜50 次/分时应及时停药。糖尿病患者可能引起低血糖、乏力。

5.胺碘酮

可致胃肠道反应、肝功能损害、心动过缓、房室传导阻滞，久服可影响甲状腺功能和引起角膜碘沉着，少数患者可出现肺纤维化，是其最严重的不良反应。

6.维拉帕米

可出现低血压、心动过缓、房室传导阻滞等。严重心力衰竭、高度房室传导阻滞及低血压者禁用。

7.腺苷

可出现面部潮红、胸闷、呼吸困难，通常持续时间＜1 分钟。

(四)特殊护理

当患者发生较严重心律失常时应采取如下护理措施。

(1)嘱患者卧床休息，保持情绪稳定，以减少心肌耗氧量和对交感神经的刺激。

(2)给予鼻导管吸氧，改善因心律失常造成血流动力学改变而引起的机体缺氧。立即建立静脉通道，为用药、抢救做好准备。

(3)准备好纠正心律失常的药物、其他抢救药品及除颤器、临时起搏器等。对突然发生心室扑动或心室颤动的患者，应立即施行非同步直流电除颤。

(4)遵医嘱给予抗心律失常药物，注意药物的给药途径、剂量、给药速度，观察药物的作用效果和不良反应。用药期间严密监测心电图、血压，及时发现因用药而引起的新的心律失常。

(五)健康教育

1.疾病知识指导

向患者及家属讲解心律失常的常见病因、诱因及防治知识,使患者和家属能充分了解该疾病,而与医护人员配合共同控制疾病。

2.生活指导

快速心律失常患者应改变不良的生活习惯,如吸烟、饮酒、喝咖啡、浓茶等;避开造成精神紧张激动的环境,保持乐观稳定的情绪,分散注意力,不要过分注意心悸的感受。使患者和亲属明确无器质性心脏病的良性心律失常对人的影响主要是心理因素。帮助患者协调好活动与休息,根据心功能情况合理安排,注意劳逸结合。运动有诱发心律失常的危险,建议做较轻微的运动或最好在有家人陪同的条件下运动。心动过缓者应避免屏气用力的动作,以免兴奋迷走神经而加重心动过缓。

3.用药指导

让患者认识服药的重要性,按医嘱继续服用抗心律失常药物,不可自行减量或撤换药物。教会患者观察药物疗效和不良反应,必要时提供书面材料,嘱有异常时及时就医。对室上性阵发性心动过速的患者和家属,教会采用刺激迷走神经的方法,如刺激咽后壁诱发恶心;深吸气后屏气再用力呼气,上述方法可终止或缓解室上性心动过速。教会患者家属徒手心肺复苏的方法,以备紧急需要时应用。

4.自我监测指导

教会患者及家属测量脉搏的方法,每天至少 1 次,每次应在 1 分钟以上并做好记录。告诉患者和家属何时应来医院就诊:①脉搏过缓,少于 60 次/分,并有头晕、目眩、或黑蒙。②脉搏过快,超过 100 次/分,休息及放松后仍不减慢。③脉搏节律不齐,出现漏搏、期前收缩超过5 次/分。④原本整齐的脉搏出现脉搏忽强忽弱、忽快忽慢的现象。⑤应用抗心律失常药物后出现不良反应。出现上述情形应及时就诊,并能按时随诊复查。

第三节　原发性高血压

原发性高血压的病因复杂,不是单个因素引起,与遗传有密切关系,是环境因素与遗传相互作用的结果。要诊断高血压，必须根据患者与血压对照规定的高血压标准，在未服降压药的情况下，测两次或两次以上非同日多次重复的血压所得的平均值为依据，偶然测得一次血压增高不能诊断为高血压，必须重复和进一步观察。测得高血压时，要做相应的检查以排除继发性高血压，若患者是继发性高血压，未明确病因即当成原发性高血压而长期给予降压治疗，不但疗效差，而且原发性疾病严重发作常可危及生命。

一、一般表现

原发性高血压通常起病缓慢，早期常无症状，可以多年自觉良好而偶于体格检查时发现血压升高，少数患者则在发生心、脑、肾等并发症后才被发现。高血压患者可有头痛、眩晕、气急、疲劳、心悸、耳鸣等症状，但并不一定与血压水平呈正比。往往是在患者得知患有高血压后才注意到。

高血压病初期只是在精神紧张、情绪波动后血压暂时升高，随后可恢复正常，以后血压升高逐渐趋于明显而持久，但一天之内白昼与夜间血压水平仍可有明显的差异。

高血压病后期的临床表现常与心、脑、肾功能不全或器官并发症有关。

二、实验室检查

(1)为了原发性高血压的诊断、了解靶器官(主要指心、脑、肾、血管)的功能状态并指导正确选择药物治疗，必须进行下列实验室检查：血、尿常规、肾功能、血尿酸、脂质、糖、电解质、心电图、胸部X线和眼底检查。早期患者上述检查可无特殊异常，后期高血压患者可出现尿蛋白增多及尿常规异常，肾功能减退，胸部X线可见主动脉弓迂曲延长、左心室增大，心电图可见左心室肥大劳损。部分患者可伴有血清总胆固醇、甘油三酯、低密度脂蛋白胆固醇的增高和高密度脂蛋白胆固醇的降低，亦常有血糖或尿酸水平增高。目前认为，上述生化异常可能与原发性高血压的发病机制有一定的内在联系。

(2)眼底检查有助于对高血压严重程度的了解，眼底分级法；标准如下：Ⅰ级，视网膜动脉变细、反光增强；Ⅱ级，视网膜动脉狭窄、动静脉交叉压迫；Ⅲ级，上述血管病变基础上有眼底出血、棉絮状渗出；Ⅳ级，上述基础上出现视盘水肿。大多数患者仅为Ⅰ、Ⅱ级变化。

(3)动态血压监测与通常血压测量不同，动态血压监测是由仪器自动定时测量血压，可每隔15～30分钟自动测压(时间间隔可调节)，连续24小时或更长。可测定白昼与夜间各时间段血压的平均值和离散度，能较敏感、客观地反映实际血压水平。

正常人血压呈明显的昼夜波动，动态血压曲线呈双峰一谷，即夜间血压最低，清晨起床活动后血压迅速升高，在上午6～10时及下午4～8时各有一高峰，继之缓慢下降。中、轻度高血压患者血压昼夜波动曲线与正常类似，但血压水平较高。早晨血压升高可伴有血儿茶酚胺浓度升高，血小板聚集增加及纤溶活性增高会变化，可能与早晨较多发生心脑血管急性事件有关。

血压变异性和血压昼夜节律与靶器官损害及预后有较密切的关系，即伴明显靶器官损害或严重高血压患者其血压的昼夜节律可消失。

目前尚无统一的动态血压正常值，但可参照采用以下正常上限标准：24小时平均血压值＜17.33/10.66 kPa，白昼均值＜18/11.33 kPa，夜间＜16.66/10 kPa。夜间血压均值比白昼降低＞10%，如降低不及10%，可认为血压昼夜节律消失。

动态血压监测可用于：诊断“白大衣性高血压”，即在诊所内血压升高，而诊所外血压正常；判断高血压的严重程度，了解其血压变异性和血压昼夜节律；指导降压治疗和评价降压药物疗效；诊断发作性高血压或低血压。

三、原发性高血压危险度的分层

原发性高血压的严重程度并不单纯与血压升高的水平有关，必须结合患者总的心血管疾病危险因素及合并的靶器官损害做全面的评价，治疗目标及预后判断也必须以此为基础。心血管疾病危险因素包括吸烟、高脂血症、糖尿病、年龄＞60岁、男性或绝经后女性、心血管疾病家族史（发病年龄女性＜65岁，男性＜55岁）。靶器官损害及合并的临床疾病包括心脏疾病（左心室肥大、心绞痛、心肌梗死、既往曾接受冠状动脉旁路手术、心力衰竭），脑血管疾病（脑卒中或短暂性脑缺血发作），肾脏疾病（蛋白尿或血肌酐升高），周围动脉疾病，高血压视网膜病变（大于等于Ⅲ级）。危险度的分层是把血压水平和危险因素及合并的器官受损情况相结合分为低、中、高和极高危险组。治疗时不仅要考虑降压，还要考虑危险因素及靶器官损害的预防及逆转。

（1）低度危险组：高血压1级，不伴有上列危险因素，治疗以改善生活方式为主，如6个月后无效，再给药物治疗。

（2）中度危险组：高血压1级伴1～2个危险因素或高血压2级不伴有或伴有不超过2个危险因素者。治疗除改善生活方式外，给予药物治疗。

（3）高度危险组：高血压1～2级伴至少3个危险因素者，必须药物治疗。

（4）极高危险组：高血压3级或高血压1～2级伴靶器官损害及相关的临床

疾病者(包括糖尿病),必须尽快给予强化治疗。

四、临床类型

原发性高血压大多起病及进展均缓慢,病程可长达十余年至数十年,症状轻微,逐渐导致靶器官损害。但少数患者可表现为急进重危,或具特殊表现而构成不同的临床类型。

(一)高血压急症

高血压急症是指高血压患者血压显著的或急剧的升高[收缩压>26.7 kPa(200 mmHg),舒张压>17.3 kPa(130 mmHg)],常同时伴有心、脑、肾及视网膜等靶器官功能损害的一种严重危及生命的临床综合征,其舒张压>18.67 kPa和/或收缩压>29.3 kPa,无论有无症状,也应视为高血压急症。高血压急症包括高血压脑病、高血压危象、急进型高血压、恶性高血压,高血压合并颅内出血、急性冠状动脉功能不全、急性左心衰竭、主动脉夹层血肿,以及子痫、嗜铬细胞瘤危象等。

(二)恶性高血压

1%~5%的中、重度高血压患者可发展为恶性高血压,其发病机制尚不清楚,可能与不及时治疗或治疗不当有关。病理上以肾小动脉纤维样坏死为突出特征。临床特点:①发病较急骤;多见于中、青年。②血压显著升高,舒张压持续>17.33 kPa。③头痛、视力模糊、眼底出血、渗出和乳头水肿。④肾脏损害突出,表现为持续蛋白尿、血尿及管型尿,并可伴肾功能不全。⑤进展迅速,如不给予及时治疗,预后不佳,可死于肾衰竭、脑卒中或心力衰竭。

(三)高血压危重症

1.高血压危象

在高血压病程中,由于周围血管阻力的突然上升,血压明显升高,出现头痛、烦躁、眩晕、恶心、呕吐、心悸、气急及视力模糊等症状。伴靶器官病变者可出现心绞痛、肺水肿或高血压脑病。血压以收缩压显著升高为主,也可伴舒张压升高。发作一般历时短暂,控制血压后病情可迅速好转;但易复发。危象发作时交感神经活动亢进,血中儿茶酚胺升高。

2.高血压脑病

高血压脑病是指在高血压病程中发生急性脑血液循环障碍,引起脑水肿和颅内压增高而产生的临床征象。发生机制可能为过高的血压突破了脑血管的自身调节机制，导致脑灌注过多，液体渗入脑血管周围组织，引起脑水肿。临床表现有严重头痛、呕吐、神志改变，较轻者可仅有烦躁、意识模糊，严重者可发生抽搐、昏迷。

(四)急进型高血压

急进型高血压占高血压患者中1%～8%，多见于年轻人，男性居多。临床特点：①收缩压，舒张压均持续升高，舒张压常持续≥17.3 kPa(130 mmHg)，很少有波动。②症状多而明显进行性加重，有一些患者高血压是缓慢病程，但后突然迅速发展，血压显著升高。③出现严重的内脏器官的损害，常在1～2年发生心、脑、肾损害和视网膜病变，出现脑卒中、心肌梗死、心力衰竭、尿毒症及视网膜病变(眼底Ⅲ级以上改变)。

(五)缓进型高血压

这种类型占95%以上，临床上又称之为良性高血压。因其起病隐匿，病情发展缓慢，病程较长，可达数十年，多见于中老年人。临床表现：①早期可无任何明显症状，仅有轻度头痛或不适，休息之后可自行缓解。偶测血压时才发现高血压。②逐渐发展，患者表现为头痛、头晕、失眠、乏力、记忆力减退症状，血压也随着病情发展是逐步升高并趋向持续性，波动幅度也随之减小并伴随着心、脑、肾等器官的器质性损害。

此型高血压病由于病程长，早期症状不明显所以患者容易忽视其治疗，思想上不重视，不能坚持服药，最终造成不可逆的器官损害，危及生命。

(六)老年人高血压

年龄超过60岁达高血压诊断标准者即为老年人高血压。临床特点：①半数以上以收缩压为主；即单纯收缩期高血压(收缩压＞18.66 kPa；舒张压＜12 kPa)，此与老年人大动脉弹性减退、顺应性下降有关，使脉压增大。流行病资料显示，单纯收缩压的升高也是心血管病致死的重要危险因素。②部分老年人高血压是由中年原发性高血压延续而来，属收缩压和舒张压均增高的混合型。③老年人高血压患者心、脑、肾器官常有不同程度损害，靶器官并发症如脑卒中、心力衰竭、心肌梗死和肾功能不全较为常见。④老年人压力感受器敏感性减退；对血压的调节功能降低、易造成血压波动及直立性低血压，尤其在使用降压药物治疗时要密切观察。老年人选用高血压药物时宜选用平和、缓慢的制剂，如利尿剂和长效钙通道阻滞剂及血管紧张素转化酶抑制剂等；常规给予抗凝剂治疗；定期测量血压以予调整剂量。

(七)难治性高血压

难治性高血压又称顽固性或有抵抗性的高血压。临床特点:①治疗前血压≥24/15.32 kPa,经过充分的、合理的、联合应用三种药物(包括利尿剂),血压仍不能降至21.33/7.5 kPa以下。②治疗前血压<24/15.33 kPa,而适当的三联药物治疗仍不能达到:<18.66/12 kPa,则被认为是难治性高血压。③对于老年单纯收缩期高血压,如治疗前收缩压>26.66 kPa,经三联治疗,收缩压不能降至22.66 kPa以下,或治疗前收缩压21.33～26.66 kPa,而治疗后不能降至21.33 kPa以下及至少低1.33 kPa,亦称为难治性高血压。充分的合理的治疗应包括至少三种不同药理作用的药物,包括利尿剂并加之以下两种:β受体阻滞剂,直接的血管扩张药,钙通道阻滞剂或血管紧张素转化酶抑制剂。应当说明的是,并不是所有严重的高血压都是难治性高血压,也不是难治性高血压都是严重高血压。

诊断难治性高血压应排除假性高血压及白大衣高血压,并排除继发性高血压,如嗜铬细胞瘤、原发性醛固酮增生症、肾血管性高血压等;中年或老年患者过去有效的治疗以后变得无效,则强烈提示肾动脉硬化及狭窄,肾动脉造影可确定诊断肾血管再建术可能是降低血压的唯一有效方法。

难治性高血压的主要原因可能有以下几种:①患者的依从性不好,即患者没有按医师的医嘱服药,这可能是最主要的原因。依从性不好的原因可能为药物方案复杂或服药次数频繁,患者未认识到控制好血压的重要性,药物费用及不良反应等。②患者食盐量过高(>5 g/d)或继续饮酒,体重控制不理想。应特别注意来自加工食品中的盐,如咸菜、罐头、腊肉、香肠、酱油、酱制品、咸鱼、成豆制品等,应劝说患者戒烟、减肥,肥胖者减少热量摄入量。③医师不愿使用利尿剂或使用多种作用机制相同的药物。④药物相互作用,如阿司匹林或非甾体抗炎药因抑制前列腺素合成而干扰高血压的控制,拟交感胺类可使血压升高,麻黄素、口服避孕药、雄性激素、过多的甲状腺素、糖皮质激素等可使血压升高或加剧原先的高血压;考来烯胺可妨碍抗高血压药物的经肠道吸收。三环类抗忧郁药,苯异丙胺、抗组织胺、单胺氧化酶抑制剂及可卡因干扰胍乙啶的药理作用。

(八)儿童高血压

关于儿童高血压的诊断标准尚未统一。如世界卫生组织规定:13岁以上正常上限为18.66/12 kPa,13岁以下则为18/11.33 kPa。《实用儿科学》中规定:8岁以下舒张压>10.66 kPa,8岁以上>12 kPa;或收缩压>16 kPa与舒张压>10.66 kPa为高血压。儿童血压测量方法与成年人有所不同:①舒张压以Korotloff 第四音为难。②根据美国心脏病协会规定，使用袖带的宽度为 1 岁以下为 2.5，1～4 岁 5～6，5～8 岁8～9，成人 12.5，否则将会低估或高估血压的高度。诊断儿童高血压应十分慎重，特别是轻度高血压者应加强随访。一经确诊为儿童高血压后，首先除外继发性高血压。继发性高血压中最常见的病因是肾脏疾病，其次是肾动脉血栓、肾动脉狭窄、先天性肾动脉异常、主动脉缩窄、嗜铬细胞瘤等。

临床特点：①5%的患者有高血压的家族史。②早期一般无明显症状，部分患者可有头痛，尤其在剧烈运动时易发生。③超体重肥胖者达 50%。④平素心动过速，心前区搏动明显，呈现高动力循环状态。⑤尿儿茶酚胺水平升高，尿缓激肽水平降低，血浆肾素活性轻度升高，交感神经活性增高。⑥对高血压的耐受力强，一般不引起心、肾、脑及眼底的损害。

(九)青少年高血压

青少年时期高血压的研究已越来越被人们重视。大量调查发现，青少年原发性高血压起源于儿童期，并认为青少年高血压与成人高血压及并发症有密切关系，同儿童期高血压病因相似，常见于继发性高血压，在青春期继发性高血压病例中，肾脏疾病仍然是主要的病因。大量的调查发现青少年血压与年龄有直接相关，青少年高血压诊断标准在不同时间(每次间隔 3 个月以上)三次测量坐位血压，收缩压和/或舒张压高于 95 百分位以上可诊断为高血压见(表 2-1)。

表 2-1　我国青少年年龄血压百分位值表

年龄	男性/P95	女性/P95
1～12	128/81	119/82
13～15	133/84	124/81
16～18	136/89	127/82

(十)精神紧张性高血压

交感神经系统在发病中起着重要作用。交感神经系统活性增强可导致：①血浆容量减少，血小板聚集，因而易诱发血栓形成。②激活肾素-血管紧张素系统，再加上儿茶酚胺的作用，引起左心室肥厚的血管肥厚，肥厚的血管更易引起血管痉挛。③副交感神经系统活性较低和交感神经系统活性增强：是易引起心律失常、心动过速的因素。④降低骨骼肌对胰岛素的敏感性，其主要机制为在紧急情况下，交感神经系统活性增高引起血管收缩，导致运输至肌肉的葡萄糖减少；去甲肾上腺素刺激β受体也可引起胰岛素耐受，持续的交感神经系统还可以造成肌肉纤维类型由胰岛素耐受性慢收缩纤维转变成胰岛素耐受性快收缩纤维，这些变化可致血浆胰岛素浓度水平升高，并促进动脉粥样硬化。

（十一）白大衣性高血压

白大衣性高血压是指在诊疗单位内血压升高，但在诊疗单位外血压正常。有人估计，在高血压患者中，有20%～30%为白大衣高血压，故近年来提出患者自我血压监测。自我血压检测有下列好处：①能更全面更准确地反应患者的血压。②没有“白大衣效应”。③提高患者服药治疗和改变生活方式的顺从性。④无观察者的偏倚现象。自测血压可使用水银柱血压计，亦可使用动态血压监测的方法进行判断。有人认为“白大衣高血压”也应予以重视，它可能是早期高血压的表现之一。我国目前的参考诊断标难为白大衣性高血压患者诊室收缩压＞21.33 kPa和/或舒张压＞12 kPa，并且白昼动态血压收缩压＜18 kPa，舒张压＜10.66 kPa，这还需要经过临床的验证和评价。

“白大衣性高血压”多见于女性、年轻人、体型瘦及诊所血压升高、病程较短者。在这类患者中，规律性的反复出现的应激方式，例如上班工作，不会引起血压升高。动态血压监测有助于诊断“白大衣性高血压”。其确切的自然史与预后还不很清楚。

（十二）应激状态

偏快的心率是处于应激状态的一个标志，心动过速是交感神经活性增高的一个可靠指标，同时也是心血管病死亡率的一个独立危险因素。心率增快与血压升高、胆固醇升高、甘油三酯升高、血球压积升高、体重指数升高、胰岛素抵抗、血糖升高、高密度脂蛋白-胆固醇降低等密切相关。

（十三）夜间高血压

24小时动态血压监测发现部分患者的血压正常节律消失，夜间收缩压或舒张压的降低小于日间血压平均值的10%，甚至夜间血压反高于日间血压。夜间高血压常见于某些继发性高血压（如嗜铬细胞瘤、原发性醛固酮增多症、肾性高血压）、恶性高血压和合并心肌梗死、脑卒中的原发性高血压。夜间高血压的产生机制与神经内分泌正常节律障碍、夜间上呼吸道阻塞、换气过低和睡眠觉醒有关，其主要症状是响而不规则的打鼾、夜间呼吸暂停及日间疲乏和嗜睡。这种患者常伴有超重，易发生脑卒中、心肌梗死、心律失常和猝死。

(十四)肥胖型高血压

肥胖者易患高血压,其发病因素是多方面的,伴随的危险因素越多,则预后越差。本型高血压患者心、肾、脑、肺功能均较无肥胖者更易受损害,且合并糖尿病、高脂血症、高尿酸血症者多,患冠心病、心力衰竭、肾功能障碍者明显增加。

(十五)夜间低血压性高血压

夜间低血压性高血压是指日间为高血压(特别是老年收缩期性高血压),夜间血压过度降低,即夜间较日间血压低超过 20%。其发病机制与血压调节异常、血压节律改变有关。该型高血压易发生腔隙性脑梗死,可能与夜间脑供血不足、高凝状态有关。治疗应注意避免睡前使用降压药(尤其是能使夜间血压明显降低的药物)。

(十六)顽固性高血压

顽固性高血压是指高血压患者服用三种以上的不同作用机制的全剂量降压药物,测量血压仍不能控制在 18.66/12.66 kPa 以下或舒张压≥13.33 kPa,老年患者血压仍>21.33/12 kPa,或收缩压不能降至18.66 kPa以下。顽固性高血压的原因:①治疗不当。应采用不同机制的降压药物联合应用。②对药物的不能耐受。由于降压药物引起不良反应而中断用药,常不服药或间断服药,造成顺应性差。③继发性高血压。当患者血压明显升高并对多种治疗药物呈抵抗状态的,应考虑排除继发因素。常见肾动脉狭窄、肾动脉粥样斑块形成、肾上腺疾病等。④精神因素。工作繁忙造成白天血压升高,夜间睡眠时血压正常。⑤过度摄钠。尤其对高血压人群,约占 50%的盐敏感性高血压,例如老年患者和肾功能减退者,盐摄入量过高更易发生顽固性高血压,而低钠饮食可改善其对药物的抵抗性。

五、护理评估

(一)病史

应注意询问患者有无高血压家族史,个性特征,职业、人际关系、环境中有无引发本病的应激因素,生活与饮食习惯、烟酒嗜好,有无肥胖、心脏病、肾脏病、糖尿病、高脂血症、痛风、支气管哮喘等病史及用药情况。

(二)身体状况

高血压病根据起病和病情进展缓急分为缓进型和急进型两类,前者多见,后占高血压病的1%~5%。

1.一般表现

缓进型原发性高血压起病隐匿，病程进展缓慢，早期多无症状，偶在体格检查时发现血压升高，少数患者在发生心、脑、肾等并发症后才被发现。高血压患者可在精神紧张、情绪激动或劳累后有头晕、头痛、眼花、耳鸣、失眠、乏力、注意力不集中等症状，但症状与血压增高程度并不一定一致。

患者血压随季节、昼夜、情绪等因素有较大波动，表现为冬季较夏季高、清晨较夜间高、激动时较平静时高等特点。体检时可听到主动脉瓣区第二心音亢进、主动脉瓣区收缩期杂音，少数患者在颈部或腹部可听到血管杂音。长期持续高血压可有左心室肥厚。

高血压病早期血压仅暂时升高，去除原因和休息后可恢复，称为波动性高血压阶段。随病情进展，血压呈持久增高，并有脏器受损表现。

2.并发症

主要表现为心、脑、肾等重要器官发生器质性损害和功能性障碍。

(1)心脏：血压长期升高，增加了左心室的负担。左心室因代偿而心肌肥厚，继而扩张，形成高血压性心脏病。在心功能代偿期，除有劳累性心悸外，其他症状不明显。心功能失代偿时，则表现为心力衰竭。由于高血压后期可并发动脉粥样硬化，故部分患者可并发冠心病，发生心绞痛、心肌梗死。

(2)脑：重要的脑血管病变表现有：①一时性(间歇性)脑血管痉挛。可使脑组织缺血，产生头痛、一时性失语、失明、肢体活动不灵或偏瘫。可持续数分钟至数天，一般在24小时内恢复。②脑出血：一般在紧张的体力或脑力劳动时容易发生，例如情绪激动、搬重物等时突然发生。其临床表现因出血部位不同而异，最常见的部位在脑基底节豆状核，故常损及内囊，又称内囊出血。其主要表现为突然摔倒，迅速昏迷，头、眼转向出血病灶的同侧，出血病灶对侧的“三偏”症状，即偏瘫、偏身感觉障碍和同侧偏盲。呼吸深沉而有鼾声，大小便失禁。瘫痪肢体开始完全弛缓，腱反射常引不出。数天后瘫痪肢体肌张力增高，反射亢进，出现病理反射。脑动脉血栓形成：多在休息睡眠时发生，常先有头晕、失语、肢体麻木等症状，然后逐渐发生偏瘫，一般无昏迷。随病情进展，可发生昏迷甚至死亡。上述脑血管病变的表现，中医学统称为“中风”或“卒中”，现代医学统称为“脑血管意外”。高血压脑病：是指脑小动脉发生持久而严重的痉挛、脑循环发生急性障碍，导致脑水肿和颅内压增高，可发生于急进型或严重的缓进型高血压病患者。表现血压持续升高，常超过26.7/16.0 kPa(200/120 mmHg)，剧烈头痛、恶心、呕吐、眩晕、抽搐、视力模糊、意识障碍，直至昏迷。发作可短至数分钟，长者可达数小时或数天。

(3)肾的表现:长期高血压可致肾小动脉硬化,当肾功能代偿时,临床上无明显肾功能不全表现。当肾功能转入失代偿期时,可出现多尿、夜尿增多、口渴、多饮,提示肾浓缩功能减低,尿比重固定在1.010左右,称为等渗尿。当肾功能衰退时,可发展为尿毒症,血中肌酐、尿素氮增高。

(4)眼底视网膜血管改变:目前我国采用Keith-Wegener 4级眼底分级法。Ⅰ级,视网膜动脉变细;Ⅱ级,视网膜动脉狭窄,动脉交叉压迫;Ⅲ级,眼底出血或棉絮状渗出;Ⅳ级,视盘水肿。眼底的改变可反映高血压的严重程度。

3.急进型高血压病

急进型高血压占高血压病的1%左右,可由缓进型突然转变而来,也可起病即为急进型。多见于青年和中年。基本的临床表现与缓进型高血压病相似,但各种症状更为突出,具有病情严重、发展迅速、肾功能急剧恶化和视网膜病变(眼底出血、渗出、视盘水肿)等特点。血压显著增高,舒张压持续在17.3～18.6 kPa(130～140 mmHg)或更高,常于数月或1～2年出现严重的心、脑、肾损害,最后常为尿毒症死亡,也可死于急性脑血管疾病或心力衰竭。经治疗后,少数病情亦可转稳定。

高血压危象:是指短期内血压急剧升高的严重临床表现。它是在高血压的基础上,交感神经亢进致周围小动脉强烈痉挛,这是血压进一步升高的结果,常表现为剧烈头痛、神志改变、恶心、呕吐、心悸、呼吸困难等。收缩压可高达34.7 kPa(260 mmHg),舒张压16.0 kPa(120 mmHg)以上。

(三)实验室及其他检查

1.尿常规检查

可阴性或有少量蛋白和红细胞,急进型高血压患者尿中常有大量蛋白、红细胞和管型,肾功能减退时尿比重降低,尿浓缩和稀释功能减退,血中肌酐和尿素氮增高。

2.X线检查

轻者主动脉迂曲延长或扩张,并发高血压性心脏病时,左心室增大,心脏呈靴形改变。

3.超声检查

心脏受累时,二维超声显示早期左心室壁搏动增强,第Ⅱ期多见室间隔肥厚,继则左心室后型肥厚;左心房轻度扩大;超声多普勒于二尖瓣上可测出舒张期血流速度减慢,舒张末期速度增快。

4.心电图和心向量图检查

心脏受累的患者又可见左心室增厚或兼有劳损,P 波可增宽,P 环振幅增大,特别终末向后电力更为明显。偶有心房颤动或其他心律失常。

5.血浆肾素活性和血管紧张素Ⅱ浓度测定

二者可增高,正常或降低。

6.血浆心钠素浓度测定

心钠素浓度降低。

六、护理目标

(1)头痛减轻或消失。

(2)焦虑减轻或消失。

(3)血压维持在正常水平,未发生意外伤害。

(4)能建立良好的生活方式,合理膳食。

七、护理措施

(一)一般护理

(1)头痛、眩晕、视力模糊的患者应卧床休息,抬高床头,保证充足的睡眠。指导患者使用放松技术,如缓慢呼吸、心理训练、音乐治疗等,避免精神紧张、情绪激动和焦虑,保持情绪平稳。保持病室安静,减少声光刺激和探视,护理操作动作要轻巧并集中进行,少打扰患者。对因焦虑而影响睡眠的患者遵医嘱应用镇静药。

(2)有氧运动可降压减肥、改善脏器功能、提高活动耐力、减轻胰岛素抵抗,指导轻症患者选择适当的运动,如慢跑、健身操、骑自行车、游泳等(避免竞技性、力量型的运动),一般每周 3～5 次,每次 30～40 分钟,出现头晕、心慌、气短、极度疲乏等症状时应立即停止运动。

(3)合理膳食,每天摄钠量不超过 6 g,减少热量、胆固醇、脂肪摄入,适当增加蛋白质,多吃蔬菜、水果,摄入足量的钾、镁、钙,避免过饱,戒烟酒及刺激性的饮料,可以降低血压,减轻体重,防止高血脂和动脉硬化,防止便秘,减轻心脏负荷。

(二)病情观察与护理

(1)注意神志、血压、心率、尿量、呼吸频率等生命体征的变化,每天定时测量并记录血压。血压有持续升高时,密切注意有无剧烈头痛、呕吐、心动过速、抽搐等高血压脑病和高血压危象的征象。出现上述现象时应给予氧气吸入,建立静脉通路,通知病危,准备各种抢救物品及急救药物,详细书写特别护理记录单;配合医师采取紧急抢救措施，加速降压、制止抽搐，以防脑血管疾病的发生。

(2)注意用药及观察：高血压患者服药后应注意观察服药反应，并根据病情轻重、血压的变化决定用药剂量与次数，详细做好记录。若有心、脑、肾严重并发症，则药物降压不宜过快，否则供血不足易发生危险。血压变化大时，要立即报告医师予以及时处理。要告诉患者按时服药及观察，忌乱用药或随意增减剂量与擅自停药。用降压药期间要经常测量血压并做好记录，以提供治疗参考，注意起床动作要缓慢，防止直立性低血压引起摔倒。用利尿剂降压时注意记出入量，排尿多的患者应注意补充含钾高的食物和饮料，如玉米面、海带、蘑菇、枣、桃、香蕉、橘子汁等。用普萘洛尔药物要逐渐减量、停药，避免突然停用引起心绞痛发作。

(3)患者如出现肢体麻木、活动不灵活或言语含糊不清时，应警惕高血压并发脑血管疾病。对已有高血压、心脏病者，要注意有无呼吸困难、水肿等心力衰竭表现；同时检查心率、心律，观察有无心律失常的发生。观察尿量及尿的化验变化，以发现肾脏是否受累。发现上述并发症时，要协助医师相应的治疗及做好护理工作。

(4)高血压急症时，应迅速准确按医嘱给予降压药、脱水剂及镇痉药物，注意观察药物疗效及不良反应，严格按药物剂量调节滴速，以免血压骤降引起意外。

(5)出现脑血管意外、心力衰竭、肾衰竭者，给予相应抢救配合。

八、健康教育

(1)向患者提供有关本病的治疗知识，注意休息和睡眠，避免劳累。

(2)同患者共同讨论改变生活方式的重要性，低盐、低脂、低胆固醇、低热量饮食，禁烟、酒及刺激性饮料。肥胖者节制饮食。

(3)教会患者进行自我心理平衡调整，自我控制活动量，保持良好的情绪，掌握劳逸适度，懂得愤怒会使舒张压升高，恐惧焦虑会使收缩压升高的道理，并竭力避免之。

(4)定期、准确、及时服药，定期复查。

(5)保持排便通畅，规律性生活。

(6)教会患者怎样测量血压及记录。让患者掌握药物的作用及不良反应，告诉患者不能突然停药。

(7)指导患者适当地进行运动，可增加患者的健康感觉和松弛紧张的情绪，增高高密度脂蛋白。推荐做渐进式的有氧运动，如散步、慢跑；也可打太极拳、练气功；避免举高重物及做等长运动(如举重、哑铃)。

第三章

呼吸内科护理

第一节　急性上呼吸道感染

一、概述

(一)疾病概述

急性上呼吸道感染为外鼻孔至环状软骨下缘包括鼻腔、咽或喉部急性炎症的概称。主要病原体是病毒,少数是细菌,免疫功能低下者易感。通常病情较轻、病程短、可自愈,预后良好。但由于发病率高,不仅影响工作和生活,有时还可伴有严重并发症,并具有一定的传染性,应积极防治。

多发于冬春季节,多为散发,且可在气候突变时小规模流行。主要通过患者喷嚏和含有病毒的飞沫经空气传播,或经污染的手和用具接触传播。可引起急性上呼吸道感染的病原体大多为自然界中广泛存在的多种类型病毒,同时健康人群亦可携带,且人体对其感染后产生的免疫力较弱、短暂,病毒间也无交叉免疫,故可反复发病。

(二)相关病理生理

组织学上可无明显病理改变,亦可出现上皮细胞的破坏。可有炎症因子参与发病,使上呼吸道黏膜血管充血和分泌物增多,伴单核细胞浸润,浆液性及黏液性炎性渗出。继发细菌感染者可有中性粒细胞浸润及脓性分泌物。

(三)急性上呼吸道感染的病因与诱因

1.基本病因

急性上呼吸道感染有70%～80%由病毒引起,包括鼻病毒、冠状病毒、腺病毒、流感和副流感病毒以及呼吸道合胞病毒、埃可病毒和柯萨奇病毒等。另有

20％～30％的急性上呼吸道感染为细菌引起，可单纯发生或继发于病毒感染之后发生，以口腔定植菌溶血性链球菌为多见，其次为流感嗜血杆菌、肺炎链球菌和葡萄球菌等，偶见革兰阴性杆菌。

2.常见诱因

淋雨、受凉、气候突变、过度劳累等可降低呼吸道局部防御功能，致使原存的病毒或细菌迅速繁殖，或者直接接触含有病原体的患者喷嚏、空气以及污染的手和用具诱发本病。老幼体弱，免疫功能低下或有慢性呼吸道疾病如鼻窦炎、扁桃体炎者更易发病。

(四)临床表现

临床表现有以下几种类型。

1.普通感冒

普通感冒俗称“伤风”，又称急性鼻炎或上呼吸道卡他，为病毒感染引起。起病较急，主要表现为鼻部症状，如打喷嚏、鼻塞、流清水样鼻涕，也可表现为咳嗽、咽干、咽痒或烧灼感甚至鼻后滴漏感。咽干、咳嗽和鼻后滴漏与病毒诱发的炎症介质导致的上呼吸道传入神经高敏状态有关。2～3 天后鼻涕变稠，可伴咽痛、头痛、流泪、味觉迟钝、呼吸不畅、声嘶等，有时由于咽鼓管炎致听力减退。严重者有发热、轻度畏寒和头痛等。体检可见鼻腔黏膜充血、水肿、有分泌物，咽部可为轻度充血。一般经 5～7 天痊愈，伴并发症者可致病程迁延。

2.急性病毒性咽炎和喉炎

由鼻病毒、腺病毒、流感病毒、副流感病毒以及肠病毒、呼吸道合胞病毒等引起。临床表现为咽痒和灼热感，咽痛不明显。咳嗽少见。急性喉炎多为流感病毒、副流感病毒及腺病毒等引起，临床表现为明显声嘶、讲话困难、可有发热、咽痛或咳嗽，咳嗽时咽喉疼痛加重。体检可见喉部充血、水肿，局部淋巴结轻度肿大和触痛，有时可闻及喉部的喘息声。

3.急性疱疹性咽峡炎

多由柯萨奇病毒 A 引起，表现为明显咽痛、发热，病程约为 1 周。查体可见咽部充血，软腭、腭垂、咽及扁桃体表面有灰白色疱疹及浅表溃疡，周围伴红晕。多发于夏季，多见于儿童，偶见于成人。

4.急性咽结膜炎

主要由腺病毒、柯萨奇病毒等引起。表现为发热、咽痛、畏光、流泪、咽及结膜明显充血。病程 4～6 天，多发于夏季，由游泳传播，儿童多见。

5.急性咽扁桃体炎

病原体多为溶血性链球菌，其次为流感嗜血杆菌、肺炎链球菌、葡萄球菌等。起病急，咽痛明显、伴发热、畏寒，体温可达 39 ℃。查体可发现咽部明显充血，扁桃体肿大、充血，表面有黄色脓性分泌物。有时伴有颌下淋巴结肿大、压痛，而肺部查体无异常体征。

(五)辅助检查

1.血液学检查

因多为病毒性感染，白细胞计数常正常或偏低，伴淋巴细胞比例升高。细菌感染者可有白细胞计数与中性粒细胞增多和核左移现象。

2.病原学检查

因病毒类型繁多，且明确类型对治疗无明显帮助，一般无须明确病原学检查。需要时可用免疫荧光法、酶联免疫吸附法、血清学诊断或病毒分离鉴定等方法确定病毒的类型。细菌培养可判断细菌类型并做药物敏感试验以指导临床用药。

(六)主要治疗原则

由于目前尚无特效抗病毒药物，以对症处理为主，同时戒烟、注意休息、多饮水、保持室内空气流通和防治继发细菌感染。对有急性咳嗽、鼻后滴漏和咽干的患者应给予伪麻黄碱治疗以减轻鼻部充血，亦可局部滴鼻应用。必要时适当加用解热镇痛类药物。

(七)药物治疗

1.抗菌药物治疗

目前已明确普通感冒无须使用抗菌药物。除非有白细胞计数升高、咽部脓苔、咯黄痰和流鼻涕等细菌感染证据，可根据当地流行病学史和经验用药，可选口服青霉素、第一代头孢菌素、大环内酯类或喹诺酮类。

2.抗病毒药物治疗

由于目前有滥用造成流感病毒耐药现象，所以如无发热，免疫功能正常，发病超过 2 天一般无须应用。对于免疫缺陷患者，可早期常规使用。利巴韦林和奥司他韦有较广的抗病毒谱，对流感病毒、副流感病毒和呼吸道合胞病毒等有较强的抑制作用，可缩短病程。

二、护理评估

(一)病因评估

主要评估患者健康史和发病史，是否有受凉感冒史。对流行性感冒者，应详细询问患者及家属的流行病史，以有效控制疾病进展。

（二）一般评估

1.生命体征

患者体温可正常或发热；有无呼吸频率加快或节律异常。

2.患者主诉

有无鼻塞、流涕、咽干、咽痒、咽痛、畏寒、发热、咳嗽、咳痰、声嘶、畏光、流泪、眼痛等症状。

3.相关记录

体温、痰液颜色、性状和量等记录结果。

（三）身体评估

1.视诊

咽喉部有无充血；鼻腔黏膜有无充血、水肿及分泌物情况；扁桃体有无充血、肿大（肿大扁桃体的分度），有无黄色脓性分泌物；眼结膜有无充血等情况。

2.触诊

有无颌下、耳后等头颈部部位浅表淋巴结肿大，肿大淋巴结有无触痛。

3.听诊

有无异常呼吸音；双肺有无干、湿啰音。

（四）心理-社会评估

患者在疾病治疗过程中的心理反应与需求，家庭及社会支持情况，引导患者正确配合疾病的治疗与护理。

（五）辅助检查结果评估

1.血常规检查

有无白细胞计数降低或升高、有无淋巴细胞比值升高、有无中性粒细胞升高及核左移等。

2.胸部X线检查

有无肺纹理增粗、炎性浸润影等。

3.痰培养

有无细菌生长，药敏试验结果如何。

（六）常用药治疗效果的评估

对于呼吸道病毒感染，尚无特异的治疗药物。一般以对症处理为主，辅以中医治疗，并防治继发细菌感染。

三、主要护理诊断/问题

（一）舒适受损

鼻塞、流涕、咽痛、头痛与病毒、细菌感染有关。

（二）体温过高

与病毒、细菌感染有关。

四、护理措施

（一）病情观察

观察生命体征及主要症状，尤其是体温、咽痛、咳嗽等的变化。高热者联合使用物理降温与药物降温，并及时更换汗湿衣物。

（二）环境与休息

保持室内温、湿度适宜和空气流通，症状轻者应适当休息，病情重者或年老者卧床休息为主。

（三）饮食

选择清淡、富含维生素、易消化的食物，并保证足够热量。发热者应适当增加饮水量。

（四）口腔护理

进食后漱口或按时给予口腔护理，防止口腔感染。

（五）防止交叉感染

注意隔离患者，减少探视，以避免交叉感染。指导患者咳嗽时应避免对着他人。患者使用过的餐具、痰盂等用品应按规定及时消毒。

（六）用药护理

遵医嘱用药且注意观察药物的不良反应。为减轻马来酸氯苯那敏或苯海拉明等抗过敏药的头晕、嗜睡等不良反应，宜指导患者在临睡前服用，并告知驾驶员和高空作业者应避免使用。

（七）健康教育

1.疾病预防指导

生活规律、劳逸结合、坚持规律且适当的体育运动，以增强体质，提高抗寒能力和机体的抵抗力。保持室内空气流通，避免受凉、过度疲劳等感染的诱发因素。在高发季节少去人群密集的公共场所。

2.疾病知识指导

指导患者采取适当的措施避免疾病传播，防止交叉感染。患病期间注意休息，多饮水并遵医嘱用药。出现下列情况应及时应诊。

3.预防感染的措施

注意保暖，防止受凉，尤其是要避免呼吸道感染。

4.就诊的指标

告诉患者如果出现下列情况应及时到医院就诊。

(1)经药物治疗症状不缓解。

(2)出现耳鸣、耳痛、外耳道流脓等中耳炎症状。

(3)恢复期出现胸闷、心悸、眼睑水肿、腰酸或关节疼痛。

五、护理效果评估

(1)患者自觉症状好转(鼻塞、流涕、咽部不适感、发热、咳嗽咳痰等症状减轻)。

(2)患者体温恢复正常。

(3)身体评估。①视诊：患者咽喉部充血减轻；鼻腔黏膜充血、水肿减轻情况；扁桃体无充血、肿大程度减轻，无脓性分泌物；眼结膜无充血等情况。②听诊：患者无异常呼吸音；双肺无干、湿啰音。

第二节　急性气管-支气管炎

一、概述

(一)疾病概述

急性气管-支气管炎是由生物、物理、化学刺激或过敏等因素引起的急性气管-支气管黏膜炎症。多为散发，无流行倾向，年老体弱者易感。临床症状主要为咳嗽和咳痰。常发生于寒冷季节或气候突变时。也可由急性上呼吸道感染迁延不愈所致。

(二)相关病理生理

由病原体、吸入冷空气、粉尘、刺激性气体或因吸入致敏原引起气管-支气管急性炎症反应。其共同的病理表现为气管、支气管黏膜充血水肿，淋巴细胞和中性粒细胞浸润；同时可伴纤毛上皮细胞损伤，脱落；黏液腺体肥大增生。合并细菌感染时，分泌物呈脓性。

(三)急性气管-支气管炎的病因与诱因

病原体导致的感染是最主要病因，过度劳累、受凉、年老体弱是常见诱因。

1.病原体

病原体与上呼吸道感染类似。常见病毒为腺病毒、流感病毒(甲、乙)、冠状病毒、鼻病毒、单纯疱疹病毒、呼吸道合胞病毒和副流感病毒。常见细菌为流感嗜血杆菌、肺炎链球菌、卡他莫拉菌等，近年来衣原体和支原体感染明显增加，在病毒感染的基础上继发细菌感染亦较多见。

2.物理、化学因素

冷空气、粉尘、刺激性气体或烟雾(如二氧化硫、二氧化氮、氨气、氯气等)的吸入，均可刺激气管-支气管黏膜引起急性损伤和炎症反应。

3.变态反应

常见的吸入致敏原包括花粉、有机粉尘、真菌孢子、动物毛皮排泄物；或对细菌蛋白质的过敏，钩虫、蛔虫的幼虫在肺内的移行均可引起气管-支气管急性炎症反应。

(四)临床表现

临床主要表现为咳嗽咳痰。一般起病较急，通常全身症状较轻，可有发热。初为干咳或少量黏液痰，随后痰量增多，咳嗽加剧，偶伴血痰。咳嗽、咳痰可延续2～3周，如迁延不愈，可演变成慢性支气管炎。伴支气管痉挛时，可出现程度不等的胸闷气促。

(五)辅助检查

1.血液检查

病毒感染时，血常规检查白细胞计数多正常；细菌感染较重时，白细胞计数和中性粒细胞计数增高。血沉检查可有血沉快。

2.胸部X线检查

多无异常，或仅有肺纹理的增粗。

3.痰培养

细菌或支原体衣原体感染时，可明确病原体；药物敏感试验可指导临床用药。

（六）治疗要点

1.对症治疗

咳嗽无痰或少痰，可用右美沙芬、喷托维林（咳必清）镇咳。咳嗽有痰而不易咳出，可选用盐酸氨溴索、溴己新（必嗽平），桃金娘油提取物化痰，也可雾化帮助祛痰。较为常用的为兼顾止咳和化痰的棕色合剂，也可选用中成药止咳祛痰。发生支气管痉挛时，可用平喘药如茶碱类、β_2受体激动剂等。发热可用解热镇痛药对症处理。

2.抗菌药物治疗

有细菌感染证据时应及时使用。可以首选新大环内酯类、青霉素类，亦可选用头孢菌素类或喹诺酮类等药物。多数患者口服抗菌药物即可，症状较重者可经肌内注射或静脉滴注给药，少数患者需要根据病原体培养结果指导用药。

3.一般治疗

多休息，多饮水，避免劳累。

二、护理评估

（一）病因评估

主要评估患者健康史和发病史，近期是否有受凉、劳累、是否有粉尘过敏史、是否有吸入冷空气或刺激性气体史。

（二）一般评估

1.生命体征

患者体温可正常或发热；有无呼吸频率加快或节律异常。

2.患者主诉

有无发热、咳嗽、咳痰、喘息等症状。

3.相关记录

体温、痰液颜色、性状和量等情况。

（三）身体评估

听诊有无异常呼吸音；有无双肺呼吸音变粗，两肺可否闻及散在的干、湿啰音，湿啰音部位是否固定，咳嗽后湿啰音是否减少或消失。有无闻及哮鸣音。

（四）心理-社会评估

患者在疾病治疗过程中的心理反应与需求，家庭及社会支持情况，引导患者正确配合疾病的治疗与护理。

（五）辅助检查结果评估

1.血液检查

有无白细胞总数和中性粒细胞百分比升高，有无血沉加快。

2.胸部X线检查

有无肺纹理增粗。

3.痰培养

有无致病菌生长，药敏试验结果如何。

（六）治疗常用药效果的评估

1.应用抗生素的评估要点

(1)记录每次给药的时间与次数，评估有无按时，按量给药，是否足疗程。

(2)评估用药后患者发热、咳嗽、咳痰等症状有否缓解。

(3)评估用药后患者是否出现皮疹、呼吸困难等变态反应。

(4)评估用药后患者有无较明显的恶心、呕吐、腹泻等不良反应。

2.应用止咳祛痰剂效果的评估

(1)记录每次给药的时间与剂量。

(2)评估用祛痰剂后患者痰液是否变稀，是否较易咳出。

(3)评估用止咳药后，患者咳嗽频繁是否减轻，夜间睡眠是否改善。

3.应用平喘药后效果的评估

(1)记录每次给药的时间与剂量。

(2)评估用药后，患者呼吸困难是否减轻，听诊哮鸣音有否消失。

(3)如应用氨茶碱时间较长，需评估有无茶碱中毒表现。

三、主要护理诊断/问题

（一）清理呼吸道无效

与呼吸道感染、痰液黏稠有关。

（二）气体交换受损

与过敏、炎症引起支气管痉挛有关。

四、护理措施

(一)病情观察

观察生命体征及主要症状,尤其咳嗽,痰液的颜色、性质、量等的变化;有无呼吸困难与喘息等表现;监测体温情况。

(二)休息与保暖

急性期应减少活动,增加休息时间,室内空气新鲜,保持适宜的温度和湿度。

(三)保证充足的水分及营养

鼓励患者多饮水,必要时由静脉补充。给予易消化营养丰富的饮食,发热期间进食流质或半流质食物为宜。

(四)保持口腔清洁

由于患者发热、咳嗽、痰多且黏稠,咳嗽剧烈时可引起呕吐,故要保持口腔卫生,以增加舒适感,增进食欲,促进毒素的排泄。

(五)发热护理

热度不高不需特殊处理,高热时要采取物理降温或药物降温措施。

(六)保持呼吸道通畅

观察呼吸道分泌物的性质及能否有效地咳出痰液,指导并鼓励患者有效咳嗽;若为细菌感染所致,按医嘱使用敏感的抗生素。若痰液黏稠,可采用超声雾化吸入或蒸气吸入稀释分泌物;对于咳嗽无力的患者,宜经常更换体位,拍背,使呼吸道分泌物易于排出,促进炎症消散。

(七)给氧与解痉平喘

有咳喘症状者可给予氧气吸入或按医嘱采用雾化吸入平喘解痉剂,严重者可口服。

(八)健康教育

1.疾病预防指导

预防急性上呼吸道感染的诱发因素。增强体质,可选择合适的体育活动,如健康操、太极拳、跑步等,可进行耐寒训练,如冷水洗脸、冬泳等。

2.疾病知识指导

患病期间增加休息时间,避免劳累;饮食宜清淡、富含营养;按医嘱用药。

3.就诊指标

如 2 周后症状仍持续应及时就诊。

五、护理效果评估

(1)患者自觉症状好转(咳嗽咳痰、喘息、发热等症状减轻)。

(2)患者体温恢复正常。

(3)患者听诊时双肺有无闻及干、湿啰音。

第三节 慢性支气管炎

慢性支气管炎是由于感染或非感染因素引起气管、支气管黏膜及其周围组织的慢性非特异性炎症。临床以咳嗽、咳痰或伴有喘息反复发作为特征,每年持续 3 个月以上,且连续 2 年以上。

一、病因和发病机制

慢性支气管炎的病因极为复杂,迄今尚有许多因素还不够明确,往往是多种因素长期相互作用的综合结果。

(一)感染

病毒、支原体和细菌感染是本病急性发作的主要原因。病毒感染以流感病毒、鼻病毒、腺病毒和呼吸道合胞病毒常见;细菌感染以肺炎链球菌、流感嗜血杆菌和卡他莫拉菌及葡萄球菌常见。

(二)大气污染

化学气体如氯气、二氧化氮、二氧化硫等刺激性烟雾,空气中的粉尘等均可刺激支气管黏膜,使呼吸道清除功能受损,为细菌入侵创造条件。

(三)吸烟

吸烟为本病发病的主要因素。吸烟时间的长短与吸烟量决定发病率的高低,吸烟者的患病率较不吸烟者高 2～8 倍。

(四)过敏因素

喘息型支气管患者,多有过敏史。患者痰中嗜酸性粒细胞和组胺的含量及血中 IgE 明显高于正常。此类患者实际上应属慢性支气管炎合并哮喘。

(五)其他因素

气候变化,特别是寒冷空气对慢支的病情加重有密切关系。自主神经功能失调,副交感神经功能亢进,老年人肾上腺皮质功能减退,慢性支气管炎的发病率增加。维生素 C 缺乏,维生素 A 缺乏,易患慢性支气管炎。

二、临床表现

(一)症状

患者常在寒冷季节发病,出现咳嗽、咳痰,尤以晨起显著,白天多于夜间。病毒感染痰液为白色黏液泡沫状,继发细菌感染,痰液转为黄色或黄绿色黏液脓性,偶可带血。慢性支气管炎反复发作后,支气管黏膜的迷走神经感受器反应性增高,副交感神经功能亢进,可出现过敏现象而发生喘息。

(二)体征

早期多无体征。急性发作期可有肺底部闻及干、湿啰音。喘息型支气管炎在咳嗽或深吸气后可闻及哮鸣音,发作时,有广泛哮鸣音。

(三)并发症

(1)阻塞性肺气肿:为慢性支气管炎最常见的并发症。

(2)支气管肺炎:慢性支气管炎蔓延至支气管周围肺组织中,患者表现寒战、发热、咳嗽加剧、痰量增多且呈脓性;白细胞总数及中性粒细胞增多;X 线胸片显示双下肺野有斑点状或小片阴影。

(3)支气管扩张症。

三、诊断

(一)辅助检查

1.血常规

白细胞总数及中性粒细胞数可升高。

2.胸部 X 线

单纯型慢性支气管炎,X 线片检查阴性或仅见双下肺纹理增多、增粗、模糊、呈条索状或网状。继发感染时为支气管周围炎症改变,表现为不规则斑点状阴影,重叠于肺纹理之上。

3.肺功能检查

早期病变多在小气道,常规肺功能检查多无异常。

(二)诊断要点

凡咳嗽、咳痰或伴有喘息,每年发作持续3个月,连续2年或2年以上者,并排除其他心、肺疾病(如肺结核、肺尘埃沉着病、支气管哮喘、支气管扩张症、肺癌、肺脓肿、心脏病、心功能不全等)、慢性鼻咽疾病后,即可诊断。如每年发病不足3个月,但有明确的客观检查依据(如胸部X线片、肺功能等)亦可诊断。

(三)鉴别诊断

1.支气管扩张症

多于儿童或青年期发病,常继发于麻疹、肺炎或百日咳后,并有咳嗽、咳痰反复发作的病史,合并感染时痰量增多,并呈脓性或伴有发热,病程中常反复咯血。在肺下部周围可闻及不易消散的湿啰音。晚期重症患者可出现杵状指(趾)。胸部X线上可见双肺下野纹理粗乱或呈卷发状。薄层高分辨率CT检查有助于确诊。

2.肺结核

活动性肺结核患者多有午后低热、消瘦、乏力、盗汗等中毒症状。咳嗽痰量不多,常有咯血。老年肺结核的中毒症状多不明显,常被慢性支气管炎的症状所掩盖而误诊。胸部X线上可发现结核病灶,部分患者痰结核菌检查可获阳性。

3.支气管哮喘

支气管哮喘常为特质性患者或有过敏性疾病家族史,多于幼年发病。一般无慢性咳嗽、咳痰史。哮喘多突然发作,且有季节性,血和痰中嗜酸性粒细胞常增多,治疗后可迅速缓解。发作时双肺布满哮鸣音,呼气延长,缓解后可消失,且无症状,但气道反应性仍增高。慢性支气管炎合并哮喘的患者,病史中咳嗽、咳痰多发生在喘息之前,迁延不愈较长时间后伴有喘息,且咳嗽、咳痰的症状多较喘息更为突出,平喘药物疗效不如哮喘等可资鉴别。

4.肺癌

肺癌多发生于40岁以上男性,并有多年吸烟史的患者,刺激性咳嗽常伴痰中带血和胸痛。X线胸片检查肺部常有块影或反复发作的阻塞性肺炎。痰脱落细胞及支气管镜等检查,可明确诊断。

5.慢性肺间质纤维化

慢性咳嗽,咳少量黏液性非脓性痰,进行性呼吸困难,双肺底可闻及爆裂音(Velcro啰音),严重者发绀并有杵状指。X线胸片见中下肺野及肺周边部纹理增多紊乱呈网状结构,其间见弥漫性细小斑点阴影。肺功能检查呈限制性通气功能障碍,弥散功能减低,PaO_2下降。肺活检是确诊的手段。

四、治疗

(一)急性发作期及慢性迁延期的治疗

以控制感染、祛痰、镇咳为主,同时解痉平喘。

1.抗感染药物

及时、有效、足量,感染控制后及时停用,以免产生细菌耐药或二重感染。一般患者可按常见致病菌用药。可选用青霉素 G 80 万 U 肌内注射;复方磺胺甲噁唑,每次 2 片,2 次/天;阿莫西林 2～4 g/d,3～4 次口服;氨苄西林 2～4 g/d,分 4 次口服;头孢氨苄 2～4 g/d 或头孢拉定1～2 g/d,分 4 次口服;头孢呋辛2 g/d 或头孢克洛 0.5～1 g/d,分 2～3 次口服。亦可选择新一代大环内酯类抗生素,如罗红霉素,0.3 g/d,2 次口服。抗菌治疗疗程一般 7～10 天,反复感染病例可适当延长。严重感染时,可选用氨苄西林、环丙沙星、氧氟沙星、阿米卡星、奈替米星或头孢菌素类联合静脉滴注给药。

2.祛痰镇咳药

刺激性干咳者不宜单用镇咳药物,否则痰液不易咳出。可给盐酸溴环己胺醇 30 mg 或羧甲基半胱氨酸 500 mg,3 次/天,口服。乙酰半胱氨酸(富露施)及氯化铵甘草合剂均有一定的疗效。α-糜蛋白酶雾化吸入亦有消炎祛痰的作用。

3.解痉平喘

解痉平喘主要为解除支气管痉挛,利于痰液排出。常用药物为氨茶碱 0.1～0.2 g,8 次/小时口服;丙卡特罗50 mg,2 次/天;特布他林 2.5 mg,2～3 次/天。慢性支气管炎有可逆性气道阻塞者应常规应用支气管舒张剂,如异丙托溴铵(异丙阿托品)气雾剂、特布他林等吸入治疗。阵发性咳嗽常伴不同程度的支气管痉挛,应用支气管扩张症药后可改善症状,并有利于痰液的排出。

(二)缓解期的治疗

应以增强体质,提高机体抗病能力和预防发作为主。

(三)中药治疗

采取扶正固本原则,按肺、脾、肾的虚实辨证施治。

五、护理措施

(一)常规护理

1.环境

保持室内空气新鲜,流通,安静,舒适,温湿度适宜。

2.休息

急性发作期应卧床休息，取半卧位。

3.给氧

持续低流量吸氧。

4.饮食

给予高热量、高蛋白、高维生素易消化饮食。

(二)专科护理

1.解除气道阻塞，改善肺泡通气

及时清除痰液，神志清醒患者应鼓励咳嗽，痰稠不易咳出时，给予雾化吸入或雾化泵药物喷入，减少局部淤血水肿，以利痰液排出。危重体弱患者，定时更换体位，叩击背部，使痰易于咳出，餐前应给予胸部叩击或胸壁震荡。方法：患者取侧卧位，护士两手手指并拢，手背隆起，指关节微屈，自肺底由下向上，由外向内叩拍胸壁，震动气管，边拍边鼓励患者咳嗽，以促进痰液的排出，每侧肺叶叩击3～5分钟。对神志不清者，可进行机械吸痰，需注意无菌操作，抽吸压力要适当，动作轻柔，每次抽吸时间不超过15秒，以免加重缺氧。

2.合理用氧，减轻呼吸困难

根据缺氧和二氧化碳潴留的程度不同，合理用氧，一般给予低流量、低浓度、持续吸氧，如病情需要提高氧浓度，应辅以呼吸兴奋剂刺激通气或使用呼吸机改善通气，吸氧后如呼吸困难缓解、呼吸频率减慢、节律正常、血压上升、心率减慢、心律正常、发绀减轻、皮肤转暖、神志转清、尿量增加等，表示氧疗有效。若呼吸过缓，意识障碍加深，需考虑二氧化碳潴留加重，必要时采取增加通气量措施。

第四节 支气管哮喘

支气管哮喘是由多种细胞(如嗜酸性粒细胞、肥大细胞、T细胞、中性粒细胞等)和细胞组分参与的气道慢性炎症性疾病，这种慢性炎症与气道高反应性相关，通常出现广泛而多变的可逆性气流受限，并引起反复发作的喘息、气急、胸闷或咳嗽等症状，多数患者可自行缓解或经治疗缓解。

典型表现为发作性呼气性呼吸困难或发作性胸闷和咳嗽，伴哮鸣音，症状可在数分钟内发生，并持续数小时至数天，夜间及凌晨发作或加重是哮喘的重要临床特征。目前尚无特效的根治办法，糖皮质激素可以有效控制气道炎症，β_2肾上腺素受体激动剂是控制哮喘急性发作的首选药物。经过长期规范化治疗和管理，80%以上的患者可以达到哮喘的临床控制。

一、一般护理

（1）执行内科一般护理常规。

（2）室内环境舒适、安静、冷暖适宜。保持室内空气流通，避免患者接触变应原，如花草、尘螨、花露水、香水等，扫地和整理床单位时可请患者室外等候，或采取湿式清洁方法，避免尘埃飞扬。病室避免使用皮毛、羽绒或蚕丝织物等。

（3）卧位与休息：急性发作时协助患者取坐位或半卧位，以增加舒适度，利于膈肌的运动，缓解呼气性呼吸困难。端坐呼吸的患者为其提供床旁桌支撑，以减少体力消耗。

二、饮食护理

大约20%的成年患者和50%的患儿是因不适当饮食而诱发或加重哮喘，因此应给予患者营养丰富、清淡、易消化、无刺激的食物。若能找出与哮喘发作有关的食物，如鱼、虾、蟹、蛋类、牛奶等应避免食用。某些食物添加剂如酒石黄和亚硝酸盐可诱发哮喘发作，应引起注意。

三、用药护理

治疗哮喘的药物分为控制性药物和缓解性药物。控制性药物是指需要长期每天规律使用，主要用于治疗气道慢性炎症，达到哮喘临床控制目的；缓解性药物指按需使用的药物，能迅速解除支气管痉挛，从而缓解哮喘症状。哮喘发作时禁用吗啡和大量镇静药，以免抑制呼吸。

（一）糖皮质激素

糖皮质激素简称激素，是目前控制哮喘最有效的药物。激素给药途径包括：吸入、口服、静脉应用等。吸入性糖皮质激素由于其局部抗感染作用强、起效快、全身不良反应少（黏膜吸收、少量进入血液），是目前哮喘长期治疗的首选药物。常用药物有布地奈德、倍氯米松等。通常需规律吸入1～2周方能控制。吸药后嘱患者清水含漱口咽部，可减少不良反应的发生。长期吸入较大剂量激素者，应注意预防全身性不良反应。布地奈德雾化用混悬液制剂，经压缩空气泵雾化吸入，起效快，适用于轻、中度哮喘急性发作的治疗。吸入激素无效或需要短期加强治疗的患者可采用泼尼松和泼尼松龙等口服制剂，症状缓解后逐渐减量，然后停用或改用吸入剂。不主张长期口服激素用于维持哮喘控制的治疗。口服用药宜在饭后服用，以减少对胃肠道黏膜的刺激。重度或严重哮喘发作时应及早静脉给予激素，可选择琥珀酸氢化可的松或甲泼尼龙。无激素依赖倾向者，可在3～5天停药；有激素依赖倾向者应适当延长给药时间，症状缓解后逐渐减量，然后改口服或吸入剂维持。

(二)β_2肾上腺素受体激动剂

短效β_2肾上腺素受体激动剂为治疗哮喘急性发作的首选药物。有吸入、口服和静脉三种制剂，首选吸入给药。常用药物有沙丁胺醇和特布他林。吸入剂包括定量气雾剂、干粉剂和雾化溶液。短效β_2肾上腺素受体激动剂应按需间歇使用，不宜长期、单一大剂量使用，因为长期应用可引起β_2受体功能下降和气道反应性增高，出现耐药性。主要不良反应有心悸、骨骼肌震颤、低钾血症等。长效β_2肾上腺素受体激动剂与吸入性糖皮质激素联合是目前最常用的哮喘控制性药物。常用的有普米克都保（布地奈德/福莫特罗干粉吸入剂）、舒利迭（氟替卡松/沙美特罗干粉吸入剂）。

(三)茶碱类

具有增强呼吸肌的力量以及增强气道纤毛清除功能等，从而起到舒张支气管和气道抗感染作用，并具有强心、利尿、扩张冠状动脉、兴奋呼吸中枢等作用，是目前治疗哮喘的有效药物之一。氨茶碱和缓释茶碱是常用的口服制剂，尤其后者适用于夜间哮喘症状的控制。静脉给药主要用于重症和危重症哮喘。注射茶碱类药物应限制注射浓度，速度不超过0.25 mg/(kg·min)，以防不良反应发生。其主要不良反应包括恶心、呕吐、心律失常、血压下降及尿多，偶可兴奋呼吸中枢，严重者可引起抽搐乃至死亡。由于茶碱的“治疗窗”窄以及茶碱代谢存在较大个体差异，有条件的应在用药期间监测其血药浓度。发热、妊娠、小儿或老年，患有肝、心、肾功能障碍及甲状腺功能亢进者尤须慎用。合用西咪替丁、喹诺酮类、大环内酯类药物等可影响茶碱代谢而使其排泄减慢，尤应观察其不良反应的发生。

(四)胆碱M受体拮抗剂

胆碱M受体拮抗剂分为短效（维持4～6小时）和长效（维持24小时）两种制剂。异丙托溴铵是常用的短效制剂，常与β_2受体激动剂联合雾化应用，代表药可比特（异丙托溴铵/沙丁胺醇）。少数患者可有口苦或口干等不良反应。噻托

溴铵是长效选择性 M_1、M_2 受体拮抗剂，目前主要用于哮喘合并慢性阻塞性肺疾病以及慢性阻塞性肺疾病患者的长期治疗。

(五)白三烯拮抗剂

通过调节白三烯的生物活性而发挥抗感染作用，同时舒张支气管平滑肌，是目前除吸入性糖皮质激素外唯一可单独应用的哮喘控制性药物，尤其适用于阿司匹林哮喘、运动性哮喘和伴有过敏性鼻炎哮喘患者的治疗。常用药物为孟鲁司特和扎鲁司特。不良反应通常较轻微，主要是胃肠道症状，少数有皮疹、血管性水肿、转氨酶升高，停药后可恢复正常。

四、病情观察

(1)哮喘发作时，协助取舒适卧位，监测生命体征、呼吸频率、血氧饱和度等指标，观察患者喘息、气急、胸闷或咳嗽等症状，是否出现三凹征，辅助呼吸肌参与呼吸运动，语言沟通困难，大汗淋漓等中重度哮喘的表现。当患者不能讲话，嗜睡或意识模糊，胸腹矛盾运动，哮鸣音减弱甚至消失，脉率变慢或不规则，严重低氧血症和高碳酸血症时，需转入重症加强护理病房(重症监护室，ICU)行机械通气治疗。

(2)注意患者有无鼻咽痒、咳嗽、打喷嚏、流涕、胸闷等哮喘早期发作症状，对于夜间或凌晨反复发作的哮喘患者，应注意是否存在睡眠低氧表现，睡眠低氧可以诱发喘息、胸闷等症状。

五、健康指导

(1)对哮喘患者进行哮喘知识教育，寻找变应原，有效改变环境，避免诱发因素，要贯穿整个哮喘治疗全过程。

(2)指导患者定期复诊、检测肺功能，做好病情自我监测，掌握峰流速仪的使用方法，记哮喘日记。与医师、护士共同制定防止复发、保持长期稳定的方案。

(3)掌握正确吸入技术，如沙丁胺醇气雾剂、信必可都保、舒利迭的使用方法。知晓药物的作用和不良反应的预防。

(4)帮助患者养成规律生活习惯，保持乐观情绪，避免精神紧张、剧烈运动、持续的喊叫等过度换气动作。

(5)熟悉哮喘发作的先兆表现，如打喷嚏、咳嗽、胸闷、喉结发痒等，学会在家中自行监测病情变化并进行评定。以及哮喘急性发作时进行简单的紧急自我处理方法，例如吸入沙丁胺醇气雾剂 1～2 喷、布地奈德 1～2 吸，缓解喘憋症状，尽快到医院就诊。

第五节 支气管扩张症

一、疾病概述

(一)概念和特点

支气管扩张症是由于急、慢性呼吸道感染和支气管阻塞后,反复发生支气管炎症、致使支气管组织结构病理性破坏,引起的支气管异常和持久性扩张。临床上以慢性咳嗽,大量脓痰和/或反复咯血为特征,患者多有童年麻疹、百日咳或支气管肺炎等病史。

(二)相关病理生理

支气管扩张症的主要病因是支气管-肺组织感染和支气管阻塞,两者相互影响,促使支气管扩张症的发生和发展。支气管扩张症发生于有软骨的支气管近端分支,主要分为柱状、囊状和不规则扩张3种类型,腔内含有多量分泌物并容易积存。呼吸道相关疾病损伤气道清除机制和防御功能,使其清除分泌物的能力下降,易发生感染和炎症;细菌反复感染使气道内因充满包含炎性介质和病原菌的黏稠液体而逐渐扩大、形成瘢痕和扭曲;炎症可导致支气管壁血管增生,并伴有支气管动脉和肺动脉终末支的扩张和吻合,形成小血管瘤而易导致咯血。病变支气管反复炎症,使周围结缔组织和肺组织纤维化,最终引起肺的通气和换气功能障碍。继发于支气管肺组织感染病变的支气管扩张症多见于下肺,尤以左下肺多见。继发于肺结核则多见于上肺叶。

(三)病因与诱因

1.支气管-肺组织感染

支气管扩张症与扁桃体炎、鼻窦炎、百日咳、麻疹、支气管肺炎、肺结核等呼吸道感染密切相关,引起感染的常见病原体为铜绿假单胞菌、流感嗜血杆菌、卡他莫拉菌、肺炎克雷伯杆菌、金黄色葡萄球菌、非结核分枝杆菌、腺病毒和流感病毒等。婴幼儿期支气管-肺组织感染是支气管扩张症最常见的病因。

2.支气管阻塞

异物、肿瘤、外源性压迫等可使支气管阻塞导致肺不张,胸腔负压直接牵拉支气管管壁导致支气管扩张症。

3.支气管先天性发育缺损与遗传因素

支气管先天性发育缺损与遗传因素也可形成支气管扩张症，可能与软骨发育不全或弹性纤维不足导致局部管壁薄弱或弹性较差有关。部分遗传性 α-抗胰蛋白酶缺乏者也可伴有等支气管扩张症。

4.其他全身性疾病

支气管扩张症可能与机体免疫功能失调有关，目前已发现类风湿关节炎、溃疡性结肠炎、克罗恩病、系统性红斑狼疮等疾病同时伴有支气管扩张症。

(四)临床表现

1.症状

(1)慢性咳嗽、大量脓痰：咳嗽多为阵发性，与体位改变有关，晨起及晚上临睡时咳嗽和咳痰尤多。严重程度可用痰量估计：轻度每天少于 10 mL，中度每天 10～150 mL，重度每天多于 150 mL。感染急性发作时，黄绿色脓痰量每天可达数百毫升，将痰液放置后可出现分层的特征，即上层为泡沫，下悬脓性成分；中层为混浊黏液；下层为坏死组织沉淀物。合并厌氧菌感染时，痰和呼气具有臭味。

(2)咯血：反复咯血为本病的特点，可为痰中带血或大量咯血。少量咯血每天少于 100 mL，中量咯血每天 100～500 mL，大量咯血每天多于 500 mL 或 1 次咯血量＞300 mL。咯血量有时与病情严重程度、病变范围不一致。部分病变发生在上叶的“干性支气管扩张症”患者以反复咯血为唯一症状。

(3)反复肺部感染：由于扩张的支气管清除分泌物的功能丧失，引流差，易反复发生感染，其特点是同一肺段反复发生肺炎并迁延不愈。

(4)慢性感染中毒症状：可出现发热、乏力、食欲减退、消瘦、贫血等，儿童可影响发育。

2.体征

早期或病变轻者无异常肺部体征，病变严重或继发感染时，可在病变部位尤其下肺部闻及固定而持久的局限性粗湿啰音，有时可闻及哮鸣音，部分患者伴有杵状指(趾)。

(五)辅助检查

1.影像学检查

胸部 X 线检查：囊状支气管扩张症的气道表现为显著的囊腔，腔内可存在气液平面，纵切面可显示“双轨征”，横切面显示“环形阴影”，并可见气道壁增厚。

胸部CT检查:可在横截面上清楚地显示扩张的支气管。高分辨CT进一步提高了诊断敏感性,成为支气管扩张症的主要诊断方法。

2.纤维支气管镜检查

有助于发现患者的出血部位或阻塞原因。还可局部灌洗,取灌洗液做细菌学和细胞学检查。

(六)治疗原则

保持引流通畅,处理咯血,控制感染,必要时手术治疗。

1.保持引流通畅、改善气流受限

清除气道分泌物保持气道通畅能减少继发感染和减轻全身中毒症状,如应用祛痰药物(盐酸氨溴索、溴己新、α-糜蛋白酶)等稀释痰液,痰液黏稠时可加用雾化吸入。应用振动、拍背、体位引流等方法促进气道分泌物的清除。应用支气管舒张剂可改善气流受限,伴有气道高反应及可逆性气流受限的患者疗效明显。如体位引流排痰效果不理想,可用纤维支气管镜吸痰法以保持呼吸道通畅。

2.控制感染

急性感染期的主要治疗措施。应根据症状、体征、痰液性状,必要时根据痰培养及药物敏感试验选择有效的抗生素。常用阿莫西林、头孢类抗生素、氨基糖苷类等药物,重症患者,尤其是铜绿假单胞菌感染者,常需第三代头孢菌素加氨基糖苷类药联合静脉用药。如有厌氧菌混合感染,加用甲硝唑或替硝唑等。

3.外科治疗

保守治疗不能缓解的反复大咯血且病变局限者,可考虑手术治疗。经充分的内科治疗后仍反复发作且病变为局限性支气管扩张症,可通过外科手术切除病变组织。

二、护理评估

(一)一般评估

1.患者的主诉

有无胸闷、气促、心悸、疲倦、乏力等症状。

2.生命体征

严密观察呼吸的频率、节律、深浅和音响,患者呼吸可正常或增快,感染严重时或合并咯血可伴随不同程度的呼吸困难和发绀。患者体温正常或偏高,感染严重时可为高热。

3.咳嗽咳痰情况

观察咳嗽咳痰的发作时间、频率、持续时间、伴随的症状和影响因素等，患者反复继发肺部感染，支气管引流不畅，痰不易咳出时可导致咳嗽加剧，大量脓痰咳出后，患者感觉轻松，体温下降，精神改善。重点观察痰液的量、颜色、性质、气味和与体位的关系，痰液静置后的分层现象，记录24小时痰液排出量。注意患者是否出现面色苍白、出冷汗、烦躁不安等出血的症状，观察咯血的颜色、性质及量。

4.其他

血气分析、血氧饱和度、体重、体位等记录结果。

(二)身体评估

1.头颈部

患者的意识状态，面部颜色(贫血)，皮肤黏膜有无脱水、是否粗糙干燥；呼吸困难和缺氧的程度(有无气促、口唇有无发绀、血氧饱和度数值等)。

2.胸部

检查胸廓的弹性，有无胸廓的挤压痛，两肺呼吸运动是否一致。病变部位可闻及固定而持久的局限性粗湿啰音或哮鸣音。

3.其他

患者有无杵状指(趾)。

(三)心理-社会评估

询问健康史，发病原因、病程进展时间以及以往所患疾病对支气管扩张症的影响，评估患者对支气管扩张症的认识；另外，患者常因慢性咳嗽、咳痰或痰量多、有异味等症状产生恐惧或焦虑的心理，并对疾病治疗缺乏治愈的自信。

(四)辅助检查阳性结果评估

血氧饱和度的数值；血气分析结果报告；胸部CT检查明确的病变部位。

(五)常用药物治疗效果的评估

抗生素使用后咳嗽咳痰症状有无减轻，原有增高的血白细胞计数有无回降至正常范围，核左移情况有无得到纠正。

三、主要护理诊断/问题

(一)清理呼吸道无效

与大量脓痰滞留呼吸道有关。

(二)有窒息的危险

与大咯血有关。

(三)营养失调

低于机体需要量与慢性感染导致机体消耗有关。

(四)焦虑

与疾病迁延、个体健康受到威胁有关。

(五)活动无耐力

与营养不良、贫血等有关。

四、护理措施

(一)环境

保持室内空气新鲜、无臭味,定期开窗换气使空气流通,维持适宜的温湿度,注意保暖。

(二)休息和活动

休息能减少肺活动度,避免因活动诱发咯血。小量咯血者以静卧休息为主,大量咯血患者应绝对卧床休息,尽量避免搬动。取患侧卧位,可减少患侧胸部的活动度,既防止病灶向健侧扩散,同时有利于健侧肺的通气功能。缓解期患者可适当进行户外活动,但要避免过度劳累。

(三)饮食护理

提供高热量、高蛋白质、富含维生素易消化的饮食,多进食含铁食物有利于纠正贫血,饮食中富含维生素 A、维生素 C、维生素 E 等(如新鲜蔬菜、水果),以提高支气管黏膜的抗病能力。大量咯血者应禁食,小量咯血者宜进少量温、凉流质饮食,避免冰冷食物诱发咳嗽或加重咯血,少食多餐。为痰液稀释利于排痰,鼓励患者多饮水,每天饮水 1 500～2 000 mL。指导患者在咳痰后及进食前后漱口,以祛除口臭,促进食欲。

(四)病情观察

严密观察病情,正确记录每天痰量及痰的性质,留好痰标本。有咯血者备好吸痰和吸氧设备。

(五)用药护理

遵医嘱使用抗生素、祛痰剂和支气管舒张剂,指导患者进行有效咳嗽,辅以叩背及时排出痰液。指导患者掌握药物的疗效、剂量、用法和不良反应。

(六)体位引流的护理

体位引流是利用重力作用促使呼吸道分泌物流入气管、支气管排出体外的方法,其效果与需引流部位所对应的体位有关。体位引流的护理措施如下。

(1)体位引流由康复科医师执行,引流前向患者说明体位引流的目的、操作过程和注意事项,消除顾虑取得合作。

(2)操作前测量生命体征,听诊肺部明确病变部位。引流前 15 分钟遵医嘱给予支气管舒张剂(有条件可使用雾化器或手按定量吸入器)。备好排痰用纸巾或一次性容器。

(3)根据病变部位、病情和患者经验选择合适体位(自觉有利于咳痰的体位)。引流体位的选择取决于分泌物潴留的部位和患者的耐受程度,原则上抬高病灶部位的位置,使引流支气管开口向下,有利于潴留的分泌物随重力作用流入支气管和气管排出。首先引流上叶,然后引流下叶后基底段。如果患者不能耐受,应及时调整姿势。头部外伤、胸部创伤、咯血、严重心血管疾病和病情状况不稳定者,不宜采用头低位进行体位引流。

(4)引流时鼓励患者做腹式深呼吸,辅以胸部叩击或震荡,指导患者进行有效咳嗽等措施,以提高引流效果。

(5)引流时间视病变部位、病情和患者身体状况而定,一般每天 1～3 次,每次 15～20 分钟。在空腹或饭前一个半小时前进行,早晨清醒后立即进行效果最好。咯血时不宜进行体位引流。

(6)引流过程应有护士或家人协助,注意观察患者反应,如出现咯血、面色苍白出冷汗、头晕、发绀、脉搏细弱、呼吸困难等情况,应立即停止引流。

(7)体位引流结束后,协助患者采取舒适体位休息,给予清水或漱口液漱口。记录痰液的性质、量及颜色,复查生命体征和肺部呼吸音及啰音的变化,评价体位引流的效果。

(七)窒息的抢救配合

(1)对大咯血及意识不清的患者,应在病床旁备好急救器械。

(2)一旦患者出现窒息征象,应立即取头低脚高 45°俯卧位,面向一侧,轻拍背部,迅速排出气道和口咽部的血块,或直接刺激咽部以咳出血块。嘱患者不要屏气,以免诱发喉头痉挛。必要时用吸痰管进行负压吸引,以解除呼吸道阻塞。

(3)给予高浓度吸氧,做好气管插管或气管切开的准备与配合工作。

(4)咯血后为患者漱口,擦净血迹,防止因口咽部异物刺激引起剧烈咳嗽而诱发咯血,及时清理患者咯出的血块及污染的衣物、被褥,安慰患者,以助于稳定情绪,增加安全感,避免因精神过度紧张而加重病情。对精神极度紧张、咳嗽剧烈的患者,可按医嘱给予小剂量镇静药或镇咳剂。

(5)密切观察咯血的量、颜色、性质及出血的速度,观察生命体征及意识状态的变化,有无胸闷、气促、呼吸困难、发绀、面色苍白、出冷汗、烦躁不安等窒息征象;有无阻塞性肺不张、肺部感染及休克等并发症的表现。

(6)用药护理:①垂体后叶素可收缩小动脉,减少肺血流量,从而减轻咯血。但也能引起子宫、肠道平滑肌收缩和冠状动脉收缩,故冠心病、高血压患者及孕妇忌用。静脉滴注时速度勿过快,以免引起恶心、便意、心悸、面色苍白等不良反应。②年老体弱、肺功能不全者在应用镇静药和镇咳药后,应注意观察呼吸中枢和咳嗽反射受抑制情况,以早期发现因呼吸抑制导致的呼吸衰竭和不能咯出血块而发生窒息。

(八)心理护理

护士应以亲切的态度多与患者交谈,讲明支气管扩张症反复发作的原因和治疗进展,帮助患者树立战胜疾病的信心,解除焦虑不安心理。呼吸困难患者应根据其病情采用恰当的沟通方式,及时了解病情,安慰患者。

(九)健康教育

(1)预防感冒等呼吸道感染,吸烟患者戒烟。不要滥用抗生素和止咳药。

(2)疾病知识指导:帮助患者和家属正确认识和对待疾病,了解疾病的发生、发展与治疗、护理过程,与患者及家属共同制订长期防治计划。

(3)保健知识的宣教:学会自我监测病情,一旦发现症状加重,应及时就诊。指导掌握有效咳嗽、胸部叩击、雾化吸入及体位引流的排痰方法,长期坚持,以控制病情的发展。

(4)生活指导:讲明加强营养对机体康复的作用,使患者能主动摄取必需的营养素,以增加机体抗病能力。鼓励患者参加体育锻炼,建立良好的生活习惯,劳逸结合,消除紧张心理,防止病情进一步恶化。

(5)及时到医院就诊的指标:体温过高,痰量明显增加;出现胸闷、气促、呼吸困难、发绀、面色苍白、出冷汗、烦躁不安等症状;咯血。

五、护理效果评估

(1)呼吸道保持通畅,痰易咳出,痰量减少或消失,血氧饱和度、动脉血气分析值在正常范围。

(2)肺部湿啰音或哮鸣音减轻或消失。

(3)患者体重增加,无并发症(咯血等)发生。

第四章

肝胆内科护理

第一节　病毒性肝炎

一、甲型病毒性肝炎

甲型病毒性肝炎旧称流行性黄疸或传染性肝炎，早在8世纪就有记载。目前全世界有40亿人口受到该病的威胁。近年对其病原学和诊断技术等方面的研究进展较大，并已成功研制出甲型肝炎病毒减毒活疫苗和灭活疫苗，可有效控制甲型肝炎的流行。

（一）病因

甲型肝炎传染源是患者和亚临床感染者。潜伏期后期及黄疸出现前数天传染性最强，黄疸出现后2周粪便仍可能排出病毒，但传染性已明显减弱。本病无慢性甲肝病毒（HAV）携带者。

（二）诊断要点

甲型病毒性肝炎主要依据流行病学资料、临床特点、常规实验室检查和特异性血清学诊断。流行病学资料应参考当地甲型肝炎流行疫情，病前有无肝炎患者密切接触史及个人、集体饮食卫生状况。急性黄疸型病例黄疸期诊断不难。在黄疸前期获得诊断称为早期诊断，此期表现似“感冒”或“急性胃肠炎”，如尿色变为深黄色应疑及本病。急性无黄疸型及亚临床型病例不易早期发现，诊断主要依赖肝功能检查。根据特异性血清学检查可作出病因学诊断。凡慢性肝炎和重型肝炎，一般不考虑甲型肝炎的诊断。

1.分型

甲型肝炎潜伏期为2～6周，平均4周，临床分为急性黄疸型（AIH）、急性无黄疸型和亚临床型。

(1)急性黄疸型:①黄疸前期,急性起病,多有畏寒发热,体温 38 ℃左右,全身乏力,食欲缺乏,厌油、恶心、呕吐,上腹部饱胀不适或腹泻。少数病例以上呼吸道感染症状为主要表现,偶见荨麻疹,继之尿色加深。本期一般持续 5~7 天。②黄疸期,热退后出现黄疸,可见皮肤巩膜不同程度黄染。肝区隐痛,肝大,触之有充实感,伴有叩痛和压痛,尿色进一步加深。黄疸出现后全身及消化道症状减轻,否则可能发生重症化,但重症化者罕见。本期持续 2~6 周。③恢复期,黄疸逐渐消退,症状逐渐消失,肝脏逐渐回缩至正常,肝功能逐渐恢复。本期持续2~4 周。

(2)急性无黄疸型:起病较缓慢,除无黄疸外,其他临床表现与黄疸型相似,症状一般较轻。多在 3 个月内恢复。

(3)亚临床型:部分患者无明显临床症状,但肝功能有轻度异常。

(4)急性淤胆型:本型实为黄疸型肝炎的一种特殊形式,特点是肝内胆汁淤积性黄疸持续较久,消化道症状轻,肝实质损害不明显。而黄疸很深,多有皮肤瘙痒及粪色变浅,预后良好。

2.实验室检查

(1)常规检查:外周血白细胞总数正常或偏低,淋巴细胞相对增多,偶见异型淋巴细胞,一般不超过 10%,这可能是淋巴细胞受病毒抗原刺激后发生的母细胞转化现象。黄疸前期末尿胆原及尿胆红素开始呈阳性反应,是早期诊断的重要依据。血清丙氨酸氨基转移酶(ALT)于黄疸前期早期开始升高,血清胆红素在黄疸前期末开始升高。血清 ALT 高峰在血清胆红素高峰之前,一般在黄疸消退后一至数周恢复正常。急性黄疸型血浆球蛋白常见轻度升高,但随病情恢复而逐渐恢复。急性无黄疸型和亚临床型病例肝功能改变以单项 ALT 轻中度升高为特点。急性淤胆型病例血清胆红素显著升高而 ALT 仅轻度升高,两者形成明显反差,同时伴有血清碱性磷酸酶及谷氨酰基转移酶明显升高。

(2)特异性血清学检查:特异性血清学检查是确诊甲型肝炎的主要指标。血清 IgM 型甲型肝炎病毒抗体(抗-HAV-IgM)于发病数天即可检出,黄疸期达到高峰,一般持续 2~4 个月,以后逐渐下降乃至消失。目前临床上主要用酶联免疫吸附法(ELISA)检查血清抗-HAV-IgM,以作为早期诊断甲型肝炎的特异性指标。血清抗-HAV-IgM 出现于病程恢复期,较持久,甚至终生阳性,是获得免疫力的标志,一般用于流行病学调查。新近报道应用线性多抗原肽包被进行 ELISA 检测 HAV 感染,其敏感性和特异性分别高于 90%和 95%。

(三)鉴别要点

本病需与药物性肝炎、传染性单核细胞增多症、钩端螺旋体病、急性结石性胆管炎、原发性胆汁性肝硬化、妊娠期肝内胆汁淤积症、胆总管梗阻、妊娠急性脂肪肝等鉴别。其他如血吸虫病、肝吸虫病、肝结核、脂肪肝、肝淤血及原发性肝癌等均可有肝大或 ALT 升高,鉴别诊断时应加以考虑。与乙型、丙型、丁型及戊型病毒型肝炎急性期鉴别除参考流行病学特点及输血史等资料外,主要依据血清抗-HAV-IgM 的检测。

(四)规范化治疗

急性期应强调卧床休息,给予清淡而营养丰富的饮食,外加充足的 B 族维生素及维生素 C。进食过少及呕吐者,应每天静脉滴注 10%的葡萄糖液 1 000～1 500 mL,酌情加入能量合剂及 10%氯化钾。热重者可服用茵陈蒿汤、栀子柏皮汤加减;湿重者可服用茵陈胃苓汤加减;湿热并重者宜用茵陈蒿汤和胃苓汤合方加减;肝气郁结者可用逍遥散;脾虚湿困者可用平胃散。

二、乙型病毒性肝炎

慢性乙型病毒性肝炎是由乙型肝炎病毒感染致肝脏发生炎症及肝细胞坏死,持续 6 个月以上而病毒仍未被清除的疾病。我国是慢性乙型病毒性肝炎的高发区,人群中约有 9.09%为乙型肝炎病毒携带者。该疾病呈慢性进行性发展,间有反复急性发作,可演变为肝硬化、肝癌或肝衰竭等,严重危害人民健康,故对该疾病的早发现、早诊断、早治疗很重要。

(一)病因

1.传染源

传染源主要是有 HBV DNA 复制的急、慢性患者和无症状慢性 HBV 携带者。

2.传播途径

主要通过血清及日常密切接触而传播。血液传播途径除输血及血制品外,可通过注射,刺伤,共用牙刷、剃刀及外科器械等方式传播,经微量血液也可传播。由于患者唾液、精液、初乳、汗液、血性分泌物均可检出 HBsAg,故密切的生活接触可能是重要传播途径。所谓"密切生活接触"可能是由于微小创伤所致的一种特殊经血传播形式,而非消化道或呼吸道传播。另一种重要的传播方式是母-婴传播(垂直传播)。生于 HBsAg/HBeAg 阳性母亲的婴儿,HBV 感染率高达95%,大部分在分娩过程中感染,低于20%可能为宫内感染。因此,医源性或非医源性经血液传播,是本病的传播途径。

3.易感人群

感染后患者对同一HBsAg亚型HBV可获得持久免疫力。但对其他亚型免疫力不完全,偶可再感染其他亚型,故极少数患者血清抗-HBs(某一亚型感染后)和HBsAg(另一亚型再感染)可同时阳性。

(二)诊断要点

急性肝炎病程超过半年,或原有乙型病毒性肝炎或HBsAg携带史,本次又因同一病原再次出现肝炎症状、体征及肝功能异常者可以诊断为慢性乙型病毒性肝炎。发病日期不明或虽无肝炎病史,但肝组织病理学检查符合慢性乙型病毒性肝炎,或根据症状、体征、化验及B超检查综合分析,亦可作出相应诊断。

1.分型

据HBeAg可分为两型。

(1)HBeAg阳性慢性乙型病毒性肝炎:血清HBsAg、HBVDNA和HBeAg阳性,抗-HBe阴性,血清ALT持续或反复升高,或肝组织学检查有肝炎病变。

(2)HBeAg阴性慢性乙型病毒性肝炎:血清HBsAg和HBVDNA阳性,HBeAg持续阴性,抗-HBe阳性或阴性,血清ALT持续或反复异常,或肝组织学检查有肝炎病变。

2.分度

根据生化学试验及其他临床和辅助检查结果,可进一步分三度。

(1)轻度:临床症状、体征轻微或缺如,肝功能指标仅1或2项轻度异常。

(2)中度:症状、体征、实验室检查居于轻度和重度之间。

(3)重度:有明显或持续的肝炎症状,如乏力、食欲缺乏、尿黄、便溏等,伴有肝病面容、肝掌、蜘蛛痣、脾大,并排除其他原因,且无门静脉高压者。实验室检查血清ALT和/或AST反复或持续升高,清蛋白降低或A/G比值异常,球蛋白明显升高。除前述条件外,凡清蛋白不超过32 g/L,胆红素大于5倍正常值上限,凝血酶原活动度为40%～60%,胆碱酯酶低于2 500 U/L,4项检测中有1项达上述程度者即可诊断为重度慢性肝炎。

3.B超检查结果可供慢性乙型病毒性肝炎诊断参考

(1)轻度:B超检查肝脾无明显异常改变。

(2)中度:B超检查可见肝内回声增粗,肝脏和/或脾脏轻度肿大,肝内管道(主要指肝静脉)走行多清晰,门静脉和脾静脉内径无增宽。

(3)重度:B超检查可见肝内回声明显增粗,分布不均匀;肝表面欠光滑,边缘变钝;肝内管道走行欠清晰或轻度狭窄、扭曲;门静脉和脾静脉内径增宽;脾大;胆囊有时可见“双层征”。

4.组织病理学诊断

组织病理学诊断包括病因(根据血清或肝组织的肝炎病毒学检测结果确定病因)、病变程度及分级分期结果。

(三)鉴别要点

本病应与慢性丙型病毒性肝炎、嗜肝病毒感染所致肝损害、酒精性及非酒精性肝炎、药物性肝炎、自身免疫性肝炎、肝硬化、肝癌等鉴别。

(四)规范化治疗

1.治疗的总体目标

最大限度地长期抑制或消除乙肝病毒,减轻肝细胞炎症坏死及肝纤维化,延缓和阻止疾病进展,减少和防止肝脏失代偿、肝硬化、肝癌及其并发症的发生,从而改善生活质量和延长存活时间。主要包括抗病毒、免疫调节、抗炎保肝、抗纤维化和对症治疗,其中抗病毒治疗是关键,只要有适应证,且条件允许。就应进行规范的抗病毒治疗。

2.抗病毒治疗的一般适应证

如下:①HBV DNA≥2×10^4 U/mL(HBeAg 阴性者为不低于 2×10^3 U/mL)。②ALT≥2×ULN;如用干扰素治疗,ALT 应不高于 10×ULN,血总胆红素水平应低于 2×ULN。③如 ALT<2×ULN,但肝组织学显示 Knodell HAI≥4,或≥G_2。

具有①并有②或③的患者应进行抗病毒治疗;对达不到上述治疗标准者,应监测病情变化,如持续 HBV DNA 阳性,且 ALT 异常,也应考虑抗病毒治疗。ULN 为正常参考值上限。

3.HBeAg 阳性慢性乙型肝炎患者

对于 HBV DNA 定量不低于 2×10^4 U/mL,ALT 水平不低于 2×ULN 者,或 ALT<2×ULN,但肝组织学显示 Knodell HAI≥4,或≥G_2 炎症坏死者,应进行抗病毒治疗。可根据具体情况和患者的意愿,选用IFN-α,ALT 水平应低于 10 ×ULN,或核苷(酸)类似物治疗。对 HBV DNA 阳性但低于2×10^4 U/mL 者,经监测病情 3 个月,HBV DNA 仍未转阴,且 ALT 异常,则应抗病毒治疗。

(1)普通 IFN-α:5 MU(可根据患者的耐受情况适当调整剂量),每周 3 次或隔天 1 次,皮下或肌内注射,一般疗程为 6 个月。如有应答,为提高疗效亦可延长疗程至 1 年或更长。应注意剂量及疗程的个体化。如治疗 6 个月无应答者，可改用其他抗病毒药物。

(2)聚乙二醇干扰素 α-2a：180 μg，每周 1 次，皮下注射，疗程 1 年。剂量应根据患者耐受性等因素决定。

(3)拉米夫定：100 mg，每天 1 次，口服。治疗 1 年时，如 HBV DNA 检测不到(PCR 法)或低于检测下限、ALT 复常、HBeAg 转阴但未出现抗-HBe 者，建议继续用药直至 HBeAg 血清学转归，经监测 2 次(每次至少间隔 6 个月)仍保持不变者可以停药，但停药后需密切监测肝脏生化学和病毒学指标。

(4)阿德福韦酯：10 mg，每天 1 次，口服。疗程可参照拉米夫定。

(5)恩替卡韦：0.5 mg(对拉米夫定耐药患者 1 mg)，每天 1 次，口服。疗程可参照拉米夫定。

4.HBeAg 阴性慢性乙型肝炎患者

HBV DNA 定量不低于 2×10^3 U/mL，ALT 水平不低于 2×ULN 者，或 ALT＜2 ULN，但肝组织学检查显示 Knodell HAI≥4，或 G_2 炎症坏死者，应进行抗病毒治疗。由于难以确定治疗终点，因此，应治疗至检测不出 HBVDNA(PCR 法)，ALT 复常。此类患者复发率高，疗程宜长，至少为 1 年。

因需要较长期治疗，最好选用 IFN-α(ALT 水平应低于 10×ULN)或阿德福韦酯或恩替卡韦等耐药发生率低的核苷(酸)类似物治疗。对达不到上述推荐治疗标准者，则应监测病情变化，如持续 HBV DNA 阳性，且 ALT 异常，也应考虑抗病毒治疗。

(1)普通 IFN-α：5 MU，每周 3 次或隔天 1 次，皮下或肌内注射，疗程至少 1 年。

(2)聚乙二醇干扰素 α-2a：180 μg，每周 1 次，皮下注射，疗程至少 1 年。

(3)阿德福韦酯：10 mg，每天 1 次，口服，疗程至少 1 年。当监测 3 次(每次至少间隔 6 个月)HBV DNA检测不到(PCR 法)或低于检测下限和 ALT 正常时可以停药。

(4)拉米夫定：100 mg，每天 1 次，口服，疗程至少 1 年。治疗终点同阿德福韦酯。

(5)恩替卡韦：0.5 mg(对拉米夫定耐药患者 1 mg)，每天 1 次，口服。疗程可参照阿德福韦酯。

5.应用化学治疗(简称化疗)和免疫抑制剂治疗的患者

对于因其他疾病而接受化疗、免疫抑制剂(特别是肾上腺糖皮质激素)治疗的 HBsAg 阳性者，即使 HBV DNA 阴性和 ALT 正常，也应在治疗前 1 周开始服用拉米夫定，每天 100 mg，化疗和免疫抑制剂治疗停止后，应根据患者病情决定拉米夫定停药时间。对拉米夫定耐药者，可改用其他已批准的能治疗耐药变异的核苷(酸)类似物。核苷(酸)类似物停用后可出现复发，甚至病情恶化，应十分注意。

6.其他特殊情况的处理

(1)经过规范的普通 IFN-α 治疗无应答患者，再次应用普通 IFN-α 治疗的疗效很低。可试用聚乙二醇干扰素 α-2a 或核苷(酸)类似物治疗。

(2)强化治疗指在治疗初始阶段每天应用普通 IFN-α，连续 2～3 周后改为隔天 1 次或每周 3 次的治疗。目前对此疗法意见不一，因此不予推荐。

(3)应用核苷(酸)类似物发生耐药突变后的治疗，拉米夫定治疗期间可发生耐药突变，出现“反弹”，建议加用其他已批准的能治疗耐药变异的核苷(酸)类似物，并重叠 1～3 个月或根据 HBV DNA 检测阴性后撤换拉米夫定，也可使用 IFN-α(建议重叠用药 1～3 个月)。

(4)停用核苷(酸)类似物后复发者的治疗，如停药前无拉米夫定耐药，可再用拉米夫定治疗，或其他核苷(酸)类似物治疗。如无禁忌证，亦可用 IFN-α 治疗。

7.儿童患者间隔

12 岁以上慢性乙型病毒性肝炎患儿，其普通 IFN-α 治疗的适应证、疗效及安全性与成人相似，剂量为 3～6 $\mu U/m^2$，最大剂量不超过 10 $\mu U/m^2$。在知情同意的基础上，也可按成人的剂量和疗程用拉米夫定治疗。

三、丙型病毒性肝炎

慢性丙型病毒性肝炎是一种主要经血液传播的疾病，是由丙型肝炎病毒(HCV)感染导致的慢性传染病。慢性 HCV 感染可导致肝脏慢性炎症坏死，部分患者可发展为肝硬化甚至肝细胞癌(HCC)，严重危害人民健康，已成为严重的社会和公共卫生问题。

(一)病因

1.传染源

主要为急、慢性患者和慢性 HCV 携带者。

2.传播途径

与乙型肝炎相同，主要有以下 3 种。

(1)通过输血或血制品传播:由于HCV感染者病毒血症水平低,所以输血和血制品(输HCV数量较多)是最主要的传播途径。经初步调查,输血后非甲非乙型肝炎患者血清丙型肝炎抗体(抗-HCV)阳性率高达80%以上,已成为大多数(80%~90%)输血后肝炎的原因。但供血员血清抗-HCV阳性率较低,欧美各国为0.35%~1.4%,故目前公认,反复输入多个供血员血液或血制品者更易发生丙型肝炎,输血3次以上者感染HCV的危险性增高2~6倍。国内曾因单采血浆回输血细胞时污染,造成丙型肝炎暴发流行,经2年以上随访,血清抗-HCV阳性率达到100%。1989年国外综合资料表明,抗-HCV阳性率在输血后非甲非乙型肝炎患者为85%,血源性凝血因子治疗的血友病患者为60%~70%,静脉药瘾患者为50%~70%。

(2)通过非输血途径传播:丙型肝炎亦多见于非输血人群,主要通过反复注射、针刺、含HCV血液反复污染皮肤黏膜隐性伤口及性接触等其他密切接触方式而传播。这是世界各国广泛存在的散发性丙型肝炎的传播途径。

(3)母婴传播:要准确评估HCV垂直传播很困难,因为在新生儿中所检测到的抗-HCV实际可能来源于母体(被动传递)。检测HCV RNA提示,HGV有可能由母体传播给新生儿。

3.易感人群

对HCV无免疫力者普遍易感。在西方国家,除反复输血者外,静脉药瘾者、同性恋等混乱性接触者及血液透析患者丙型肝炎发病率较高。本病可发生于任何年龄,一般儿童和青少年HCV感染率较低,中青年次之。男性HCV感染率大于女性。HCV多见于16岁以上人群。HCV感染恢复后血清抗体水平低,免疫保护能力弱,有再次感染HCV的可能性。

(二)诊断要点

1.诊断依据

HCV感染超过6个月,或发病日期不明、无肝炎史,但肝脏组织病理学检查符合慢性肝炎,或根据症状、体征、实验室及影像学检查结果综合分析,作出诊断。

2.病变程度判定

慢性肝炎按炎症活动度(G)可分为轻、中、重三度,并应标明分期(S)。

(1)轻度慢性肝炎(包括原慢性迁延性肝炎及轻型慢性活动性肝炎):$G_{1\sim2}$,$S_{0\sim2}$。①肝细胞变性,点、灶状坏死或凋亡小体。②汇管区有(无)炎症细胞浸润、扩大,有或无局限性碎屑坏死(界面肝炎)。③小叶结构完整。

（2）中度慢性肝炎（相当于原中型慢性活动性肝炎）：$G_3S_{1\sim3}$。①汇管区炎症明显，伴中度碎屑坏死。②小叶内炎症严重，融合坏死或伴少数桥接坏死。③纤维间隔形成，小叶结构大部分保存。

（3）重度慢性肝炎（相当于原重型慢性活动性肝炎）：$G_4S_{2\sim4}$。①汇管区炎症严重或伴重度碎屑坏死。②桥接坏死累及多数小叶。③大量纤维间隔，小叶结构紊乱，或形成早期肝硬化。

3.组织病理学诊断

组织病理学诊断包括病因（根据血清或肝组织的肝炎病毒学检测结果确定病因）、病变程度及分级分期结果，如病毒性肝炎，丙型，慢性，中度，G_3S_4。

（三）鉴别要点

本病应与慢性乙型病毒性肝炎、药物性肝炎、酒精性肝炎、非酒精性肝炎、自身免疫性肝炎、病毒感染所致肝损害、肝硬化、肝癌等鉴别。

（四）规范化治疗

1.抗病毒治疗的目的

清除或持续抑制体内的 HCV，以改善或减轻肝损害，阻止进展为肝硬化、肝衰竭或 HCC，并提高患者的生活质量。治疗前应进行 HCV RNA 基因分型（1 型和非 1 型）和血中 HCV RNA 定量，以决定抗病毒治疗的疗程和利巴韦林的剂量。

2.HCV RNA 基因为 1 型和/或 HCV RNA 定量不低于 4×10^5U/mL 者可选用下列方案之一。

（1）聚乙二醇干扰素 α 联合利巴韦林治疗方案：聚乙二醇干扰素 α-2a 180 μg，每周 1 次，皮下注射，联合口服利巴韦林 1 000 mg/d，至 12 周时检测 HCV RNA。①如 HCV RNA 下降幅度少于 2 个对数级，则考虑停药。②如 HCV RNA 定性检测为阴转，或低于定量法的最低检测限。继续治疗至 48 周。③如 HCV RNA 未转阴，但下降超过 2 个对数级，则继续治疗到 24 周。如 24 周时 HCV RNA 转阴，可继续治疗到 48 周；如果 24 周时仍未转阴，则停药观察。

（2）普通 IFN-α 联合利巴韦林治疗方案：IFN-α 3～5 MU，隔天 1 次，肌内或皮下注射，联合口服利巴韦林 1 000 mg/d，建议治疗 48 周。

（3）不能耐受利巴韦林不良反应者的治疗方案：可单用普通 IFN-α 复合 IFN 或 PEG-IFN，方法同上。

3.HCV RNA 基因为非 1 型和/或 HCV RNA 定量小于 4×10^5 U/mL 者可采用以下治疗方案之一。

(1)聚乙二醇干扰素α联合利巴韦林治疗方案:聚乙二醇干扰素α-2a 180 μg,每周1次,皮下注射,联合应用利巴韦林800 mg/d,治疗24周。

(2)普通IFN-α联合利巴韦林治疗方案:IFN-α 3 mU,每周3次,肌内或皮下注射,联合应用利巴韦林800～1 000 mg/d,治疗24～48周。

(3)不能耐受利巴韦林不良反应者的治疗方案:可单用普通IFN-α或聚乙二醇干扰素α。

四、丁型病毒性肝炎

丁型病毒型肝炎是由于丁型肝炎病毒(HDV)与HBV共同感染引起的以肝细胞损害为主的传染病,呈世界性分布,易使肝炎慢性化和重型化。

(一)病因

HDV感染呈全球性分布。意大利是HDV感染的发现地。地中海沿岸、中东地区、非洲和南美洲亚马孙河流域是HDV感染的高流行区。HDV感染在地方性高发区的持久流行,是由HDV在HBsAg携带者之间不断传播所致。除南欧为地方性高流行区之外,其他发达国家HDV感染率一般只占HBsAg携带者的5%以下。发展中国家HBsAg携带者较高,有引起HDV感染传播的基础。我国各地HBsAg阳性者中HDV感染率为0～32%,北方偏低,南方较高。活动性乙型慢性肝炎和重型肝炎患者HDV感染率明显高于无症状慢性HBsAg携带者。

1.传染源

主要是急、慢性丁型肝炎患者和HDV携带者。

2.传播途径

输血或血制品是传播HDV的最重要途径之一。其他包括经注射和针刺传播,日常生活密切接触传播,以及围生期传播等。我国HDV传播方式以生活密切接触为主。

3.易感人群

HDV感染分两种类型:①HDV/HBV同时感染,感染对象是正常人群或未接受HBV感染的人群。②HDV/HBV重叠感染,感染对象是已受HBV感染的人群,包括无症状慢性HBsAg携带者和乙型肝炎患者,他们体内含有HBV及HBsAg,一旦感染HDV,极有利于HDV的复制,所以这一类人群对HDV的易感性更强。

(二)诊断要点

我国是 HBV 感染高发区,应随时警惕 HDV 感染。HDV 与 HBV 同时感染所致急性丁型肝炎,仅凭临床资料不能确定病因。凡无症状慢性 HBsAg 携带者突然出现急性肝炎样症状、重型肝炎样表现或迅速向慢性肝炎发展者,以及慢性乙型肝炎病情突然恶化而陷入肝衰竭者,均应想到 HDV 重叠感染,及时进行特异性检查,以明确病因。

1.临床表现

HDV 感染一般只与 HBV 感染同时发生或继发于 HBV 感染者中,故其临床表现部分取决于HBV 感染状态。

(1)HDV 与 HBV 同时感染(急性丁型肝炎):潜伏期为 6～12 周,其临床表现与急性自限性乙型肝炎类似,多数为急性黄疸型肝炎。在病程中可先后发生两次肝功能损害,即血清胆红素和转氨酶出现两个高峰。整个病程较短,HDV 感染常随 HBV 感染终止而终止,预后良好,很少向重型肝炎、慢性肝炎或无症状慢性 HDV 携带者发展。

(2)HDV 与 HBV 重叠感染:潜伏期为 3～4 周。其临床表现轻重悬殊,复杂多样。①急性肝炎样丁型肝炎:在无症状慢性 HBsAg 携带者基础上重叠感染 HDV 后,最常见的临床表现形式是急性肝炎样发作,有时病情较重,血清转氨酶持续升高达数月之久,或血清胆红素及转氨酶升高呈双峰曲线。在 HDV 感染期间,血清 HBsAg 水平常下降,甚至转阴,有时可使 HBsAg 携带状态结束。②慢性丁型肝炎:无症状慢性 HBsAg 携带者重叠感染 HDV 后,更容易发展成慢性肝炎。慢性化后发展为肝硬化的进程较快。早期认为丁型肝炎不易转化为肝癌,近年来在病理诊断为原发性肝癌的患者中,HDV 标志阳性者可达 11%～22%,故丁型肝炎与原发性肝癌的关系不容忽视。

(3)重型丁型肝炎:在无症状慢性 HBsAg 携带者基础上重叠感染 HDV 时,颇易发展成急性或亚急性重型肝炎。在“暴发性肝炎”中,HDV 感染标志阳性率 21%～60%,认为 HDV 感染是促成大块肝坏死的一个重要因素。按国内诊断标准,这些“暴发性肝炎”应包括急性和亚急性重型肝炎。HDV 重叠感染易使原有慢性乙型肝炎病情加重。如有些慢性乙型肝炎患者,病情本来相对稳定或进展缓慢,血清 HDV 标志转阳,临床状况可突然恶化,继而发生肝衰竭,甚至死亡,颇似慢性重型肝炎,这种情况国内相当多见。

2.实验室检查

近年丁型肝炎的特异诊断方法日臻完善,从受检者血清中检测到 HDAg 或

HDV RNA,或从血清中检测抗-HDV,均为确诊依据。

(三)鉴别要点

应注意与慢性重型乙型病毒型肝炎相鉴别。

(四)规范化治疗

丁型病毒性肝炎以护肝对症治疗为主。近年研究表明,IFN-α 可能抑制 HDV RNA 复制,经治疗后,可使部分病例血清 DHV RNA 转阴,所用剂量宜大,疗程宜长。目前 IFN-α 是唯一可供选择的治疗慢性丁型肝炎的药物,但其疗效有限。IFN-α 900 万 U。每周 3 次,或者每天 500 万 U,疗程 1 年,能使40%～70%的患者血清中 HDV RNA 消失,但是抑制 HDV 复制的作用很短暂,停止治疗后 60%～97%的患者复发。

五、戊型病毒性肝炎

戊型病毒型肝炎原称肠道传播的非甲非乙型肝炎或流行性非甲非乙型肝炎,其流行病学特点及临床表现颇像甲型肝炎,但两者的病因完全不同。

(一)病因

戊型肝炎流行最早发现于印度,开始疑为甲型肝炎,但回顾性血清学分析,证明既非甲型肝炎,也非乙型肝炎。本病流行地域广泛,在发展中国家以流行为主,发达国家以散发为主。其流行特点与甲型肝炎相似,传染源是戊型肝炎患者和阴性感染患者,经粪-口传播。潜伏期末和急性期初传染性最强。流行规律大体分两种:一种为长期流行,常持续数月,可长达 20 个月,多由水源不断污染所致;另一种为短期流行,约 1 周即止,多为水源一次性污染引起。与甲型肝炎相比,本病发病年龄偏大,16～35 岁者占 75%,平均 27 岁。孕妇易感性较高。

(二)诊断要点

流行病学资料、临床特点和常规实验室检查仅作临床诊断参考,特异血清病原学检查是确诊依据,同时排除 HAV、HBV、HCV 感染。

1.临床表现

本病潜伏期 15～75 天,平均约 6 周。绝大多数为急性病例,包括急性黄疸型和急性无黄疸型肝炎,两者比例约为 1∶13。临床表现与甲型肝炎相似,但其黄疸前期较长,症状较重。除淤胆型病例外,黄疸常于一周内消退。戊型肝炎胆汁淤积症状(如浅灰色大便、全身瘙痒等)较甲型肝炎为重,大约 20%的急性戊型肝炎患者会发展成淤胆型肝炎。部分患者有关节疼痛。

2.实验室检查

用戊型肝炎患者急性期血清 IgM 型抗体建立 ELISA 法,可用于检测拟诊患者粪便内的 HEAg,此抗原在黄疸出现第 14～18 天的粪便中较易检出,但阳性率不高。用荧光素标记戊型肝炎恢复期血清 IgG,以实验动物 HEAg 阳性肝组织作抗原片,进行荧光抗体阻断实验,可用于检测血清戊型肝炎抗体(抗-HEV),阳性率 50%～100%。但本法不适用于临床常规检查。

用重组抗原或合成肽原建立 ELISA 法检测血清抗-HEV,已在国内普遍开展,敏感性和特异性均较满意。用本法检测血清抗-HEV-IgM,对诊断现症戊型肝炎更有价值。

(三)鉴别要点

应注意与 HAV、HBV、HCV 相鉴别。

(四)规范化治疗

急性期应强调卧床休息,给予清淡而营养丰富的饮食,外加充足的 B 族维生素及维生素 C。

HEV ORF2 结构蛋白可用于研制有效疫苗,并能对 HEV 株提供交叉保护。HEV ORF2 蛋白具有较好的免疫原性,用其免疫猕猴能避免动物发生戊型肝炎和 HEV 感染。该疫苗正在研制,安全性和有效性正在评估。

六、护理措施

(1)甲、戊型肝炎进行消化道隔离;急性乙型肝炎进行血液(体液)隔离至 HBsAg 转阴;慢性乙型和丙型肝炎患者应分别按病毒携带者管理。

(2)向患者及家属说明休息是肝炎治疗的重要措施。重型肝炎、急性肝炎、慢性活动期应卧床休息;慢性肝炎病情好转后,体力活动以不感疲劳为度。

(3)急性期患者宜进食清淡、易消化的饮食,蛋白质以营养价值高的动物蛋白为主1.0～1.5 g/(kg·d);慢性肝炎患者宜高蛋白、高热量、高维生素易消化饮食,蛋白质1.5～2.0 g/(kg·d);重症肝炎患者宜低脂、低盐、易消化饮食,有肝性脑病先兆者应限制蛋白质摄入,蛋白质摄入小于0.5 g/(kg·d);合并腹水、少尿者,钠摄入限制在 0.5 g/d。

(4)各型肝炎患者均应戒烟和禁饮酒。

(5)皮肤瘙痒者及时修剪指甲,避免搔抓,防止皮肤破损。

(6)应向患者解释注射干扰素后可出现发热、头痛、全身酸痛等“流感样综合征”,体温常随药物剂量增大而增高,不良反应随治疗次数增加而逐渐减轻。发热时多饮水、休息,必要时按医嘱对症处理。

(7)密切观察有无皮肤瘀点瘀斑、牙龈出血、便血等出血倾向;观察有无性格改变、计算力减退、嗜睡、烦躁等肝性脑病的早期表现。如有异常及时报告医师。

(8)让患者家属了解肝病患者易生气、易急躁的特点,对患者要多加宽容理解;护理人员多与患者热情、友好交谈沟通,缓解患者焦虑、悲观、抑郁等心理问题;向患者说明保持豁达、乐观的心情对于肝脏疾病的重要性。

七、应急措施

(一)消化道出血

(1)立即取平卧位,头偏向一侧,保持呼吸道通畅,防止窒息。

(2)通知医师,建立静脉液路。

(3)输血、吸氧、备好急救药品及器械,准确记录出血量。

(4)监测生命体征的变化,观察有无四肢湿冷、面色苍白等休克体征的出现,如有异常,及时报告医师并配合抢救。

(二)肝性脑病

(1)如有烦躁,做好保护性措施,必要时给予约束,防止患者自伤或伤及他人。

(2)昏迷者,平卧位,头偏向一侧,保持呼吸道通畅。

(3)吸氧,密切观察神志和生命体征的变化,定时翻身。

(4)遵医嘱给予准确及时的治疗。

八、健康教育

(1)宣传各类型病毒性肝炎的发病及传播知识,重视预防接种的重要性。

(2)对于急性肝炎患者要强调彻底治疗的重要性及早期隔离的必要性。

(3)慢性患者、病毒携带者及家属采取适当的家庭隔离措施,对家中密切接触者鼓励尽早进行预防接种。

(4)应用抗病毒药物者必须在医师的指导、监督下进行,不得擅自加量或停药,并定期检查肝功能和血常规。

(5)慢性肝炎患者出院后避免过度劳累、酗酒、不合理用药等,避免反复发作,并定期监测肝功能。

(6)对于乙肝病毒携带者禁止献血和从事饮食、水管、托幼等工作。

第二节 脂肪性肝病

一、非酒精性脂肪性肝病

非酒精性脂肪性肝病是指除外酒精和其他明确的损肝因素所致的肝细胞内脂肪过度沉积为主要特征的临床病理综合征，与胰岛素抵抗和遗传易感性密切相关的获得性代谢应激性肝损伤。包括单纯性脂肪肝、非酒精性脂肪性肝炎及其相关肝硬化。随着肥胖及其相关代谢综合征全球化的流行趋势，非酒精性脂肪性肝病现已成为欧美等发达国家和我国富裕地区慢性肝病的重要病因，普通成人非酒精性脂肪性肝病患病率 10%～30%，其中 10%～20% 为非酒精性脂肪性肝炎，后者 10 年内肝硬化发生率高达 25%。

非酒精性脂肪性肝病除可直接导致失代偿期肝硬化、肝细胞癌和移植肝复发外，还可影响其他慢性肝病的进展，并参与 2 型糖尿病和动脉粥样硬化的发病。代谢综合征相关恶性肿瘤、动脉硬化性心脑血管疾病以及肝硬化是影响非酒精性脂肪性肝病患者生活质量和预期寿命的重要因素。

(一)临床表现

(1)脂肪肝的患者多无自觉症状，部分患者可有乏力、消化不良、肝区隐痛、肝脾大等非特异性症状及体征。

(2)可有体重超重和/或内脏性肥胖、空腹血糖增高、血脂紊乱、高血压等代谢综合征相关症状。

(二)并发症

肝纤维化、肝硬化、肝癌。

(三)治疗

(1)基础治疗：制订合理的能量摄入以及饮食结构、中等量有氧运动、纠正不良生活方式和行为。

(2)避免加重肝脏损害、体重急剧下降、滥用药物及其他可能诱发肝病恶化的因素。

(3)减肥：所有体重超重、内脏性肥胖以及短期内体重增长迅速的非酒精性脂肪性肝病患者，都需通过改变生活方式、控制体重、减小腰围。

(4)胰岛素增敏剂:合并 2 型糖尿病、糖耐量损害、空腹血糖增高以及内脏性肥胖者,可考虑应用二甲双胍和噻唑烷二酮类药物,以期改善胰岛素抵抗和控制血糖。

(5)降血脂药:血脂紊乱经基础治疗、减肥和应用降糖药物 3～6 个月,仍呈混合性高脂血症或高脂血症合并 2 个以上危险因素者,需考虑加用贝特类、他汀类或普罗布考等降血脂药物。

(6)针对肝病的药物:非酒精性脂肪性肝病伴肝功能异常、代谢综合征、经基础治疗 3～6 个月仍无效,以及肝活体组织检查证实为非酒精性脂肪性肝炎和病程呈慢性进展性者,可采用针对肝病的药物辅助治疗,但不宜同时应用多种药物。

(四)健康教育与管理

(1)树立信心,相信通过长期合理用药、控制生活习惯,可以有效地治疗脂肪性肝病。

(2)了解脂肪性肝病的发病因素及危险因素。

(3)掌握脂肪性肝病的治疗要点。

(4)矫正不良饮食习惯,少食高脂饮食,戒烟酒。

(5)建立合理的运动计划,控制体重,监测体重的变化。

(6)定期随访,与医师一起制定合理的健康计划。

(五)预后

绝大多数非酒精性脂肪性肝病预后良好,肝组织学进展缓慢甚至呈静止状态,预后相对良好。部分患者即使已并发脂肪性肝炎和肝纤维化,如能得到及时诊治,肝组织学改变仍可逆转,罕见脂肪囊肿破裂并发脂肪栓塞而死亡。少数脂肪性肝炎患者进展至肝硬化,一旦发生肝硬化则其预后不佳。对于大多数脂肪肝患者,有时通过节制饮食、坚持中等量的有氧运动等非药物治疗措施就可达到控制体重、血糖、降低血脂和促进肝组织学逆转的目的。

(六)护理

见表 4-1。

二、酒精性肝病

酒精性肝病是由于长期大量饮酒导致的肝脏疾病。初期通常表现为脂肪肝,进而可发展成酒精性肝炎、肝纤维化和肝硬化。其主要临床特征是恶心、呕吐、黄疸,可有肝脏肿大和压痛,并可并发肝衰竭和上消化道出血等。严重酗酒时可诱发广泛肝细胞坏死,甚至肝衰竭。酒精性肝病是我国常见的肝脏疾病之一,严重危害人民健康。

表 4-1 非酒精性脂肪性肝病的护理

日期	项目	护理内容
入院当天	评估	1.一般评估:生命体征、体重、皮肤等
		2.专科评估:脂肪厚度、有无胃肠道反应、出血点等
	治疗	根据病情避免诱因,调整饮食,根据情况使用保肝药
	检查	按医嘱行相关检查,如血常规、肝功能、B超、CT、肝穿刺等
	药物	按医嘱正确使用保肝药物,注意用药后的观察
	活动	嘱患者卧床休息为主,避免过度劳累
	饮食	1.低脂、高纤维、高维生素、少盐饮食
		2.禁止进食高脂肪、高胆固醇、高热量食物,如动物内脏、油炸食物
		3.戒烟酒,嘱多饮水
	护理	1.做好入院介绍,主管护士自我介绍
		2.制定相关的护理措施,如饮食护理、药物护理、皮肤护理、心理护理
		3.视病情做好各项监测记录
		4.密切观察病情,防止并发症的发生
		5.做好健康宣教
		6.根据病情留陪员,上床挡,确保安全
	健康宣教	向患者讲解疾病相关知识、安全知识、服药知识等,教会患者观察用药效果,指导各种检查的注意事项
第2天	评估	神志、生命体征及患者的心理状态,对疾病相关知识的了解等情况
	治疗	按医嘱执行治疗
	检查	继续完善检查
	药物	密切观察各种药物作用和不良反应
	活动	卧床休息,进行适当的有氧运动
	饮食	同前
	护理	1.进一步做好基础护理,如导管护理、饮食护理、药物护理、皮肤护理等
		2.视病情做好各项监测记录
		3.密切观察病情,防止并发症的发生

续表

日期	项目	护理内容
		4.做好健康宣教
第3～9天	健康宣教	讲解药物的使用方法及注意事项,各项检查前后注意事项
	活动	进行有氧运动,如打太极、散步、慢跑等
	健康宣教	讲解有氧运动的作用、运动的时间及如何根据自身情况调整运动量,派发健康教育宣传单
	其他	同前
出院前1天	健康宣教	出院宣教 1.服药指导 2.疾病相关知识指导 3.调节饮食,控制体重 4.保持良好的生活习惯和心理状态 5.定时专科门诊复诊
出院随访	出院1周内电话随访第1次,3个月内随访第2次,6个月内随访第3次,以后1年随访1次	

(一)临床表现

临床症状为非特异性,可无症状,或有右上腹胀痛、食欲缺乏、乏力、体质减轻、黄疸等;随着病情加重,可有神经精神症状和蜘蛛痣、肝掌等表现。

(二)并发症

肝性脑病、肝衰竭、上消化道出血。

(三)治疗

治疗酒精性肝病的原则是:戒酒和营养支持,减轻酒精性肝病的严重程度,改善已存在的继发性营养不良和对症治疗酒精性肝硬化及其并发症。

1.戒酒

戒酒是治疗酒精性肝病的最重要的措施,戒酒过程中应注意防治戒断综合征。

2.营养支持

酒精性肝病患者需良好的营养支持,应在戒酒的基础上提供高蛋白、低脂饮食,并注意补充B族维生素、维生素C、维生素K及叶酸。

3.药物治疗

糖皮质激素、保肝药等。

4.手术治疗

肝移植。

(四)健康教育与管理

(1)树立信心,坚持长期合理用药并严格控制生活习惯。

(2)了解酒精性肝病的发病因素及危险因素。

(3)掌握酒精性肝病的治疗要点。

(4)矫正不良饮食习惯,戒烟酒,合理饮食。

(5)遵医嘱服药,学会观察用药效果及注意事项。

(6)定期随访,与医师一起制定合理的健康计划。

(五)预后

一般预后良好,戒酒后可完全恢复。酒精性肝炎如能及时戒酒和治疗,大多可以恢复,主要死亡原因为肝衰竭。若不戒酒,酒精性脂肪肝可直接或经酒精性肝炎阶段发展为酒精性肝硬化。

(六)护理

见表4-2。

表4-2 酒精性脂肪性肝病的护理

日期	项目	护理内容
入院当天	评估	1.一般评估:神志、生命体征等
		2.专科评估:饮酒的量、有无胃肠道反应、出血点等
	治疗	根据医嘱使用保肝药
	检查	按医嘱行相关检查,如血常规、肝功能、B超、CT、肝穿刺等
	药物	按医嘱正确使用保肝药物,注意用药后的观察
	活动	嘱患者卧床休息为主,避免过度劳累
	饮食	1.低脂、高纤维、高维生素、少盐饮食
		2.禁食高脂肪、高胆固醇、高热量食物,如动物内脏、油炸食物
		3.戒烟酒,嘱多饮水
	护理	1.做好入院介绍,主管护士自我介绍
		2.制定相关的护理措施,如饮食护理、药物护理、皮肤护理、心理护理
		3.视病情做好各项监测记录
		4.密切观察病情,防止并发症的发生
		5.做好健康宣教

续表

日期	项目	护理内容
		6.根据病情留陪员,上床挡,确保安全
	健康宣教	向患者讲解疾病相关知识、安全知识、服药知识等,教会患者观察用药效果,指导各种检查的注意事项
第2天	评估	神志、生命体征及患者的心理状态,对疾病相关知识的了解等情况
	治疗	按医嘱执行治疗
	检查	继续完善检查
	药物	密切观察各种药物作用和不良反应
	活动	卧床休息,可进行散步等活动
	饮食	同前
	护理	1.做好基础护理,如皮肤护理、导管护理等
		2.按照医嘱正确给药,并观察药物疗效及不良反应
		3.视病情做好各项监测记录
		4.密切观察病情,防止并发症的发生
		5.做好健康宣教
	健康宣教	讲解药物的使用方法及注意事项、各项检查前后注意事项
第3～10天	活动	同前
	健康宣教	讲解有氧运动的作用、运动的时间及如何根据自身情况调整运动量,派发健康教育宣传单
	其他	同前
出院前1天	健康宣教	出院宣教
		1.服药指导
		2.疾病相关知识指导
		3.戒酒,调整饮食
		4.保持良好的生活习惯和心理状态
		5.定时专科门诊复诊
出院随访	出院1周内电话随访第1次,3个月内随访第2次,6个月内随访第3次,以后1年随访1次	

第三节 肝 硬 化

肝硬化是一种常见的由不同原因引起的慢性、进行性、弥漫性肝病，是各种慢性肝病发展的晚期阶段。临床上以肝功能损害和门静脉高压为主要表现，晚期常出现上消化道出血、肝性脑病、继发感染等严重并发症。

一、病因与发病机制

（一）病因

引起肝硬化的病因很多，我国以病毒性肝炎为主，国外以慢性酒精中毒多见。其他原因有药物或化学毒物、胆汁淤积、循环障碍、代谢障碍、营养障碍、免疫紊乱、日本血吸虫病等，部分病例发病原因难以确定。

（二）发病机制

主要特征为广泛肝细胞变性坏死，结节性再生，且有结缔组织弥漫性增生及假小叶形成，导致肝内血管扭曲、受压甚至闭塞，血管床缩小，血液循环障碍。严重的肝内循环障碍一方面可加重肝细胞营养障碍，促使肝硬化病变进一步加重；另一方面也形成了门静脉高压的病理基础。门静脉压力升高、血浆胶体渗透压下降、有效循环血容量不足等因素导致机体水、钠潴留而形成肝硬化、腹水。

二、临床表现

肝硬化起病隐匿，病程缓慢，潜伏期可达3～5年或更长，临床上分为肝功能代偿期和失代偿期，但两期的界限有时难以区分。

（一）代偿期

患者症状较轻，缺乏特异性，早期以乏力、食欲缺乏为主要症状，可伴有恶心、厌油腻、腹胀、上腹不适及腹泻等。患者营养状况一般或消瘦。肝脏轻度大，质偏硬，可有轻度压痛；脾脏轻、中度大，肝功能正常或轻度异常。

（二）失代偿期

主要为肝功能减退和门静脉高压两大类临床表现。

1.肝功能减退的表现

（1）全身症状：一般状况与营养状况均较差，消瘦、乏力、贫血、精神不振。

(2)消化道症状:食欲缺乏为最常见症状,甚至畏食。

(3)出血倾向和贫血:常有鼻出血、牙龈出血、皮肤紫癜和胃肠出血等倾向。2/3 的患者有轻、中度贫血,主要为正细胞正色素性贫血。

(4)内分泌紊乱:雌激素与雄激素比例失调,部分患者出现肝掌、蜘蛛痣。

2.门静脉高压的表现

脾大、侧支循环的建立和开放、腹水是门静脉高压的三大临床表现。

(1)脾大、脾功能亢进:脾脏淤血致轻、中度大,晚期常伴有脾功能亢进。

(2)侧支循环的建立和开放:门静脉系统许多部位与腔静脉之间建立侧支循环并开放,其中最重要的三支为食管和胃底静脉曲张、腹壁静脉曲张、痔静脉扩张。

(3)腹水:是肝硬化失代偿期最突出的临床表现。

3.并发症

(1)上消化道出血:是常见并发症,多突然发生呕血或黑便,病死率高。

(2)肝性脑病:为晚期肝硬化最严重的并发症,亦为最常见的死亡原因,是一种由严重肝病引起的、以代谢紊乱为基础的中枢神经系统功能失调综合征。其主要临床表现是意识障碍、行为异常或昏迷,按照意识障碍程度、神经系统表现及脑电图改变将肝性脑病分为一期(前驱期)、二期(昏迷前期)、三期(昏睡期)和四期(昏迷期)。

(3)感染:易并发肺炎、胆道感染、大肠埃希菌败血症、自发性腹膜炎等。

(4)原发性肝癌。

(5)功能性肾衰竭:又称肝肾综合征,肾衰竭但肾脏无重要病理改变。

(6)电解质和酸碱平衡紊乱:低钠、低钾、低氯血症与代谢性碱中毒等。

三、辅助检查

(一)实验室检查

失代偿期血常规、肝功能、免疫功能等出现异常。腹水检查多为漏出液。病毒性肝炎所致的肝硬化肝炎病毒标志物多呈阳性。

(二)影像学检查

1.食管、胃肠钡餐检查

显示的充盈缺损可提示食管、胃底静脉曲张。

2.B 超

可提示肝硬化。

3.CT、MRI 检查

CT 对肝硬化合并原发性肝癌的诊断价值高于 B 超，当诊断仍有疑问时，可配合 MRI 检查。

4.血管造影检查

腹腔动脉造影的静脉相或直接肝静脉造影，可使门静脉系统和肝静脉显影，以确定静脉受阻部位及侧支回流情况。

(三)内镜检查

纤维胃镜可确定有无食管胃底静脉曲张、判断出血部位和病因，并进行止血治疗。腹腔镜检查可直接观察肝、脾等改变，还可对病变明显处做穿刺活组织检查。

四、护理措施

本病重点的护理措施是指导合理休息与饮食，严密观察病情变化，预防并发症的发生。

(一)一般护理

1.休息与活动

代偿期患者应减少活动量，可参加轻体力劳动；失代偿期患者应以卧床休息为主，可适当活动。

2.饮食护理

饮食原则为高热量、高蛋白、高维生素、低脂肪、易消化饮食，但应根据病情变化而及时更改。

(1)热量以碳水化合物为主，每天 8～133 kJ 热能。

(2)蛋白质应保证其摄入量 1～1.5 g/(kg · d)，以鸡蛋、牛奶、鱼、鸡肉、猪瘦肉为主，当肝功能严重受损及分流术术后患者，应限制蛋白质及含氮食物的摄入，病情好转后可逐渐增加蛋白质摄入量，但应以植物蛋白为主。

(3)有食管静脉曲张者应进无渣饮食，食物应以软食、菜泥、肉末、汤类为主，禁食坚硬、粗糙、带刺及辛辣煎炸食物，药物应磨成粉末，进食时应细嚼慢咽，告诫患者戒烟酒。

(4)腹水患者限制水、钠的摄入。

(5)指导患者养成规律进食的习惯，少量多餐。

(6)增加摄入。

(7)常评估患者饮食和营养状况。

(二)病情观察

准确记录24小时液体出入量,定期测腹围和体重,观察腹水和下肢水肿消长情况。密切监测血清电解质和酸碱变化。注意有无呕血、黑便,有无精神异常,有无腹痛、腹胀、发热及短期内腹水迅速增加,有无少尿、无尿等表现,及时发现并发症。

(三)用药护理

应用利尿剂时利尿速度不宜过快,每天体重减轻不超过0.5 kg为宜,注意保持水、电解质和酸碱平衡。服用秋水仙碱时应注意胃肠道反应和粒细胞减少等不良反应。指导患者遵医嘱用药,避免用药不当加重肝功损害。

(四)腹水患者的护理

限钠饮食和卧床休息是腹水治疗的基础。

1.体位

轻度腹水尽量取平卧位,大量腹水患者取半卧位,同时应避免腹内压突然剧增的因素,如剧烈咳嗽、打喷嚏、便秘等。可指导患者抬高下肢以减轻水肿;阴囊水肿者可用托带托起阴囊,以利于水肿消退。

2.限制钠、水摄入

钠摄入量限制在60～90 mmol/d(相当于食盐1.5～2 g/d);进水量限制在1 000 mL/d左右。嘱患者少食咸肉、酱菜、酱油等高钠食物。

3.定期监测腹围和体重

每天测腹围1次,每周测体重1次。腹围测定部位做标记,注意每次在同一时间、采取同一体位、在相同部位测量。

4.协助腹腔穿刺放积液或积液浓缩回输

对大量腹水引起呼吸困难、心悸,且利尿效果不佳者可酌情放积液和积液浓缩回输,后者可减少蛋白质丢失。术前告知患者注意事项,取得患者配合,测量生命体征、腹围,并嘱患者排尿以免损伤膀胱;术中注意观察有无不良反应;术毕观察患者生命体征、腹水量、性质和颜色,保持穿刺局部清洁、干燥,可用腹带束缚降低腹腔压力,标本及时送检,做好记录。

(五)并发症的观察与护理

1.上消化道出血

大出血时立即建立静脉通道。配合医师迅速准确地实施输血、输液、各种止血治疗及用药等抢救措施,并观察治疗效果及不良反应。输液开始宜快,必要时测定中心静脉压作为调整输液量和速度的依据。避免因输液、输血过多、过快而引起急性肺水肿，对老年患者和心肺功能不全者尤应注意。肝病患者忌用吗啡、巴比妥类药物，宜输新鲜血，因库存血含氨量高，易诱发肝性脑病。准备好急救用品、药物。

2.肝性脑病

避免肝性脑病的诱因，如上消化道出血、高蛋白饮食、感染、便秘、应用麻醉剂、镇静催眠药及手术等；禁用肥皂水灌肠，可用生理盐水或弱酸性溶液（如食醋1～2 mL加入生理盐水100 mL），使肠道pH保持为酸性；遵医嘱口服肠道抗生素，如新霉素或卡那霉素，以抑制肠道细菌繁殖，减少氨的产生；按医嘱补充富含支链氨基酸的制剂或溶液，以纠正支链/芳香族氨基酸比例失调；限制蛋白质摄入，以减少血氨的来源；便秘者予以口服乳果糖，促使肠道内氨的排出；密切观察患者意识及行为改变，发现嗜睡、精神欣快、行为反常及血氨升高等征象及时报告医师处理。

3.肝肾综合征

密切观察患者尿量变化、定期监测血钠。

4.电解质及酸碱失衡

动态监测血电解质及血气分析，并按医嘱补充电解质溶液等。

（六）皮肤护理

保持床铺干燥、平整。指导和协助患者定时变换体位，保护皮肤完整，可用气垫床缓解局部皮肤压力，预防压疮的发生。沐浴时水温不宜过高，不使用刺激性的沐浴液，沐浴后使用柔和的润肤品。黄疸患者皮肤瘙痒时，外用炉甘石洗剂等止痒，嘱患者不搔抓皮肤以免引起皮肤破损、出血和感染。

（七）心理护理

患者可表现出焦虑、悲观、绝望等消极心理反应，护士应鼓励患者说出其内心感受和忧虑，给予精神上的安慰和支持。详细解释疾病有关知识，使患者有充分的思想准备，提高其心理安全感。引导患者家属关心、支持患者。对表现出严重焦虑和抑郁的患者，应加强巡视并及时进行干预，以免发生意外。

五、健康指导

（一）疾病知识指导

应帮助患者和家属掌握本病的病因与诱因、临床表现和自我护理方法，指导患者积极治疗病毒性肝炎以防止肝硬化发生。告知患者上消化道出血的常见诱因及预防措施，注意合理饮食，避免干硬、粗糙及刺激性食物和损害肝脏的药物。避免引起腹压升高的因素，如咳嗽、打喷嚏、用力大便、提举重物等。教会患者及家属细心观察，早期识别肝性脑病、上消化道大出血等并发症的先兆表现，以便及早就医治疗。

(二)生活指导

适当休息，避免过劳。指导患者保持乐观、稳定的心理状态，保证足够的休息和睡眠，生活起居有规律。指导家属给予患者精神支持和生活照顾。切实遵循饮食治疗的原则和计划，严格限制饮酒和吸烟，少进食粗糙食物并防止便秘。

(三)用药指导

遵医嘱用药，教会其观察药物疗效和不良反应。

(四)注意自身防护

注意保暖和个人卫生、预防感染；用软毛牙刷刷牙，避免牙龈出血；拔输液针头后延长按压时间；防外伤等。指导患者做好皮肤保护，沐浴时应避免水温过高，勿用有刺激性护肤品；皮肤瘙痒者，勿用手抓挠，以免皮肤破损。告知患者出血后的基本处理方法。

(五)定时复诊

详细告知定时复诊的时间及重要性、大出血等紧急就诊时的途径及方法。

第五章

肾内科护理

第一节　急性肾小球肾炎

急性肾小球肾炎简称急性肾炎，是以急性肾炎综合征为主要表现的一组疾病。其特点为起病急，患者出现血尿、蛋白尿、水肿和高血压，可伴有一过性氮质血症。本病好发于儿童，男性居多。常有前驱感染，多见于链球菌感染后，其他细菌、病毒和寄生虫感染后也可引起。本部分主要介绍链球菌感染后的急性肾炎。

一、病因及发病机制

急性肾小球肾炎常发生于β-溶血性链球菌“致肾炎菌株”引起的上呼吸道感染（多为扁桃体炎）或皮肤感染（多为脓疱疮）后，感染导致机体产生免疫反应而引起双侧肾脏弥漫性的炎症反应。目前多认为，链球菌的主要致病抗原是胞质或分泌蛋白的某些成分，抗原刺激机体产生相应抗体，形成免疫复合物沉积于肾小球而致病。同时，肾小球内的免疫复合物可激活补体，引起肾小球内皮细胞及系膜细胞增生，并吸引中性粒细胞及单核细胞浸润，导致肾脏病变。

二、临床表现

（一）症状与体征

1.尿异常

几乎所有患者均有肾小球源性血尿，约30％出现肉眼血尿，且常为首发症状或患者就诊的原因。可伴有轻、中度蛋白尿，少数（＜20％）患者可呈大量蛋白尿。

2.水肿

80%以上患者可出现水肿，常为起病的初发表现，表现为晨起眼睑水肿，呈“肾炎面容”，可伴有下肢轻度凹陷性水肿，少数严重者可波及全身。

3.高血压

约80%患者患病初期水钠潴留时，出现一过性轻、中度高血压，经利尿后血压恢复正常。少数患者可出现高血压脑病、急性左心衰竭等。

4.肾功能异常

大部分患者起病时尿量减少(40～700 mL/d)，少数为少尿(<400 mL/d)。可出现一过性轻度氮质血症。一般于1～2周尿量增加，肾功能于利尿后数天恢复正常，极少数出现急性肾衰竭。

(二)并发症

前驱感染后常有1～3周(平均10天左右)的潜伏期。呼吸道感染的潜伏期较皮肤感染短。本病起病较急，病情轻重不一，轻者仅尿常规及血清补体C_3异常，重者可出现急性肾衰竭。大多预后良好，常在数月内临床自愈。

三、辅助检查

(一)尿液检查

均有镜下血尿，呈多形性红细胞。尿蛋白多为(+)～(++)。尿沉渣中可有红细胞管型、颗粒管型等。早期尿中白细胞、上皮细胞数稍增多。

(二)血清C_3及总补体

发病初期下降，于8周内恢复正常，对本病诊断意义很大。血清抗链球菌溶血素“O”滴度可增高，部分患者循环免疫复合物阳性。

(三)肾功能检查

内生肌酐清除率降低，血尿素氮、血肌酐升高。

四、诊断要点

(1)链球菌感染后1～3周出现血尿、蛋白尿、水肿、高血压，甚至少尿及氮质血症。

(2)血清补体C_3降低(8周内恢复正常)，即可临床诊断为急性肾小球肾炎。

(3)若肾小球滤过率进行性下降或病情1～2个月尚未完全好转的应及时做肾活检，以明确诊断。

五、治疗要点

治疗原则:以休息、对症处理为主,缩短病程,促进痊愈。本病为自限性疾病,不宜用肾上腺糖皮质激素及细胞毒药物。急性肾衰竭患者应予以透析。

(一)对症治疗

利尿治疗可消除水肿,降低血压。利尿后高血压控制不满意时,可加用其他降压药物。

(二)控制感染灶

以往主张使用青霉素或其他抗生素 10～14 天,现其必要性存在争议。对于反复发作的慢性扁桃体炎,待肾炎病情稳定后,可做扁桃体摘除术,手术前后 2 周应注射青霉素。

(三)透析治疗

对于少数发生急性肾衰竭者,应予以血液透析或腹膜透析治疗,帮助患者度过急性期,一般不需长期维持透析。

六、护理评估

(一)健康史

询问发病前 2 个月有无上呼吸道和皮肤感染史,起病急缓,就诊原因等。既往呼吸道感染史。

(二)身体状况

评估水肿的部位、程度、特点,血压增高程度:有无局部感染灶存在。

(三)心理及社会因素

因患者多为儿童,对疾病的后果常不能理解,因而不重视疾病,不按医嘱注意休息,家属则往往较急,过分约束患者,年龄较大的患者因休学、长期休息而产生焦虑、悲观情绪。评估患者及家属对疾病的认识,目前的心理状态等。

(四)辅助检查

血常规检查有无异常,淋巴细胞是否升高。

七、护理目标

(1)能自觉控制水、盐的摄入,水肿明显消退。

(2)患者能逐步达到正常活动量。

(3)无并发症发生,或能早期发现并发症并积极配合抢救。

八、护理措施

(一)一般护理

急性期患者应绝对卧床休息,以增加肾血流量和减少肾脏负担。应卧床休息 6 周至 2 个月,尿液检查只有蛋白尿和镜下血尿时,方可离床活动。病情稳定后逐渐增加运动量,避免劳累和剧烈活动,坚持 1~2 年,待完全康复后才能恢复正常的体力劳动。存在水肿、高血压或心力衰竭时,应严格限制盐的摄入,一般进盐应低于 3 g/d,特别严重的病例应完全禁盐。在急性期,为减少蛋白质的分解代谢,限制蛋白质的摄取量为 0.5~0.8 g/(kg·d)。当血压下降,水肿消退,尿蛋白减少后,即可逐渐增加食盐和蛋白质的量。除限制钠盐外,也应限制液体摄入量,进水量的控制本着宁少勿多的原则。每天进水量应为不显性失水量(约 500 mL)加上 24 小时尿量,此进水量包括饮食、饮水、服药、输液等所含水分的总量。另外,饮食应注意热量充足、易于消化和吸收。

(二)病情观察

注意观察水肿的范围、程度,有无胸腔积液、腹水,有无呼吸困难、肺部湿啰音等急性左心衰竭的征象;监测高血压动态变化,监测有无头痛、呕吐、颈项强直等高血压脑病的表现;观察尿的变化及肾功能的变化,及早发现有无肾衰竭的可能。

(三)用药护理

在使用降压药的过程中,要注意一定要定时、定量服用,随时监测血压的变化,还要嘱患者服药后在床边坐几分钟,然后缓慢站起,防止眩晕及直立性低血压。

(四)心理护理

患者尤其是儿童对长期的卧床会产生忧郁、烦躁等心理反应,加上担心血尿、蛋白尿是否会恶化,会进一步会加重精神负担。故应尽量多关心、巡视患者,随时注意患者的情绪变化和精神需要,按照患者的要求予以尽快解决。关于卧床休息需要持续的时间和病情的变化等,应适当予以说明,并要组织一些有趣的活动活跃患者的精神生活,使患者能以愉快、乐观的态度安心接受治疗。

九、护理评价

(1)能否接受限制水钠的治疗和护理,尿量已恢复正常,水肿有减轻甚至消失。

(2)能正确面对患病现实,说出心理感受,保持乐观情绪。

(3)无并发症发生。

十、健康指导

(一)预防指导

平时注意加强锻炼,增强体质。注意个人卫生,防止化脓性皮肤感染。有上呼吸道或皮肤感染时,应及时治疗。注意休息和保暖,限制活动量。

(二)生活指导

急性期严格卧床休息,按照病情进展调整作息制度。掌握饮食护理的意义及原则,切实遵循饮食计划。指导患者及其家属掌握本病的基本知识和观察护理方法,消除各种不利因素,防止疾病进一步加重。

(三)用药指导

遵医嘱正确使用抗生素、利尿剂及降压药等,掌握不同药物的名称、剂量、给药方法,观察各种药物的疗效和不良反应。

(四)心理指导

增强战胜疾病的信心,保持良好的心境,积极配合诊疗计划。

第二节　急进性肾小球肾炎

急进性肾小球肾炎又名新月体肾炎,是指以少尿或无尿、蛋白尿、血尿,伴或不伴水肿,以及高血压等为基础临床表现,肾功能骤然恶化而致肾衰竭的一组临床综合征。病理改变特征为肾小囊内细胞增生、纤维蛋白沉积,我国目前对该病的诊断标准是肾穿刺标本中50%以上的肾小球有大新月体形成。

一、病因

本病有多种病因。一般将有肾外表现者或明确原发病者称为继发性急进性肾炎,病因不明者则称为原发性急进性肾炎。前者继发于过敏性紫癜、系统性红斑狼疮、弥漫性血管炎等,偶有继发于某些原发性肾小球疾病,如系膜毛细血管性肾炎及膜性肾病患者。后者半数以上患者有上呼吸道前驱感染史,其中少数呈典型链球菌感染，其他一些患者呈病毒性呼吸道感染，本病患者有柯萨奇病毒B_5感染的血清学证据，但流感及其他常见呼吸道病毒的血清滴度无明显上升，故本病与病毒感染的关系，尚待进一步观察。此外，少数急进性肾炎患者有结核杆菌抗原致敏史（结核感染史），在应用利福平治疗过程中发生本病。个别肠道炎症性疾病也可伴随本病存在。

二、临床表现

急进性肾小球肾炎患者可见于任何年龄，但有青年和中、老年两个发病高峰，男∶女比例为2∶1。该病可呈急性起病，多数患者在发热或上呼吸道感染后出现急性肾炎综合征，即水肿、尿少、血尿、蛋白尿、高血压等。发病时患者全身症状较重，如疲乏、无力、精神萎靡，体重下降，可伴发热、腹痛。病情发展很快，起病数天内即出现少尿及进行性肾功能衰竭。部分患者起病相对隐袭缓慢，病情逐步加重。

三、辅助检查

（一）尿液实验室检查

常见血尿、异形红细胞尿和红细胞管型，常伴蛋白尿；尿蛋白量不等，可像肾病综合征那样排出大量的蛋白尿，但明显的肾病综合征表现不多见。

（二）其他

可溶性人肾小球基膜抗原的酶联免疫吸附法检查抗肾小球基膜抗体，最常见的类型是IgG型。

四、治疗

（一）强化疗法

急进性肾小球肾炎患者病情危重时必须采用强化治疗，包括如下措施。

（1）强化血浆置换该法是用膜血浆滤器或离心式血浆细胞分离器分离患者的血浆和红细胞，然后用正常人的血浆或血浆成分（如清蛋白）对其进行置换，每天或隔天置换1次，每次置换2～4 L。此法清除致病抗体及循环免疫复合物的疗效肯定，已被临床广泛应用。

（2）甲泼尼龙冲击治疗主要应用于Ⅱ型及Ⅲ型急进性肾小球肾炎的治疗。甲泼尼龙，静脉滴注，每天或隔天1次，3次为1个疗程，据病情需要应用1～3个疗程（两疗程间需间隔3～7天）。

(3)大剂量丙种球蛋白静脉滴注当急进性肾小球肾炎合并感染等因素不能进行上述强化治疗时,可应用此治疗:丙种球蛋白,静脉滴注,5 次为1 个疗程,必要时可应用数个疗程。

(二)基础治疗

应用各种强化治疗时,一般都要同时服用常规剂量的激素及细胞毒药物作为基础治疗,抑制免疫及炎症反应。

(1)肾上腺皮质激素常用泼尼松或泼尼松龙口服,用药应遵循如下原则:起始量要足,不过最大剂量常不超过 60 mg/d;减、撤药要慢(足量服用 12 周后开始减药,每 2～3 周减去原用量的 10%);维持用药要久(以 10 mg/d 做维持量,服 6 个月至 1 年或更久)。

(2)细胞毒药物常用环磷酰胺,每天口服 100 mg 或隔天静脉注射 200 mg,累积量达 6～8 g 停药。而后可以再用硫唑嘌呤 100 mg/d 继续治疗 6～12 个月巩固疗效。

(3)其他免疫抑制剂近年问世的麦考酚吗酸酯抑制免疫疗效肯定,而不良反应较细胞毒药物轻,已被广泛应用于肾病治疗,包括Ⅱ型及Ⅲ型急进性肾小球肾炎。

(三)替代治疗

如果患者肾功能急剧恶化达到透析指征时,应尽早进行透析治疗(包括血液透析或腹膜透析)。如疾病已进入不可逆性终末期肾衰竭,则应给予长期维持透析治疗或肾移植。

五、主要护理问题

(一)潜在并发症

急性肾衰竭。

(二)体液过多

与肾小球滤过功能下降、大剂量激素治疗导致水钠潴留有关。

(三)有感染的危险

与激素及细胞毒药物的应用、血浆置换、大量蛋白尿致机体抵抗力下降有关。

(四)焦虑/恐惧

与疾病进展快、预后差有关。

(五)有皮肤完整性受损的危险

与皮肤水肿有关。

(六)知识缺乏

缺乏急进性肾小球肾炎相关知识。

(七)自理缺陷

与疾病所致贫血、水肿和心力衰竭等有关。

(八)电解质紊乱

与使用利尿剂有关。

六、护理目标

(1)保护残余肾功能,纠正肾血流量减少的各种因素(如低蛋白血症、脱水、低血压等),防治急性肾衰竭。

(2)维持体液平衡,水肿消失,血压恢复正常。

(3)预防感染。

(4)患者焦虑/恐惧减轻,配合治疗护理,树立战胜疾病的信心。

(5)保持皮肤完整性,无破溃、受损。

(6)患者了解急进性肾小球肾炎相关知识,了解相关预防和康复知识,自我照顾和管理能力提高。

(7)生活自理能力恢复。

七、护理措施

(一)病情观察

(1)密切观察病情,及时识别急性肾衰竭的发生。监测内生肌酐清除率、血尿素氮、血肌酐水平。若肌酐清除率下降,血尿素氮、血肌酐进行性升高,提示有急性肾衰竭发生,应协助医师及时处理。

(2)监测尿量的变化,注意尿量迅速减少或出现无尿的现象,此现象往往提示了急性肾衰竭。

(3)监测血电解质及 pH 的变化,特别是血钾情况,避免高血钾可能导致的心律失常,甚至心搏骤停。

(4)观察有无食欲明显减退、恶心、呕吐、呼吸困难及端坐呼吸等症状的发生,及时进行护理干预。

(5)定期测量患者体重,观察体重变化和水肿的部位、分布、程度和消长情况,注意有无腹水及胸腔、心包积液的表现;观察皮肤有无红肿、破损、化脓等情况发生。

(二)用药护理

(1)按医嘱严格用药,密切观察药物(激素、免疫抑制剂、利尿剂)在使用过程中的疗效与不良反应。

(2)治疗后都需认真评估有无甲泼尼龙冲击治疗常见的不良反应发生,如继发感染和水钠潴留,精神兴奋及可逆性记忆障碍、面红、血糖升高、骨质疏松、伤口不愈合、消化道出血或穿孔、严重高血压、充血性心力衰竭等。

(3)大剂量激素冲击治疗可有效抑制机体的防御能力,必要时实施保护性隔离,预防继发感染。

(4)观察利尿剂、环磷酰胺冲击治疗的相关不良反应,如血清电解质变化情况及相应的临床症状。

(三)避免不利因素

避免正血容量下降的不利因素(低蛋白血症、脱水、低血压等)。

(四)预防感染

避免使用损害肾脏的药物同时积极预防感染。

(五)皮肤护理

(1)水肿较严重的患者应着宽松、柔软的棉质衣裤、鞋袜。协助患者做好全身皮肤黏膜的清洁,指导患者注意保护好水肿的皮肤,如清洗时注意水温适当、勿过分用力;平时避免擦伤、撞伤、跌伤、烫伤。阴囊水肿等严重的皮肤水肿部位可用中药芒硝粉袋干敷或硫酸镁溶液敷于局部。水肿部位皮肤破溃应用无菌辅料覆盖,必要时可使用稀释成 1∶5 的碘伏溶液局部湿敷,以预防或治疗破溃处感染,促进创面愈合。

(2)注射时严格无菌操作,采用 5～6 号针头,保证药物准确及时地输入,注射完拔针后,应延长用无菌干棉球按压穿刺部位的时间,减少药液渗出。严重水肿者尽量避免肌内和皮下注射,尽力保证患者皮肤的完整性。

(六)心理护理

由于病情重,疾病进展快,患者出现恐惧、焦虑、烦躁、抑郁等心理。护士应加强沟通、充分理解患者的感受和心理压力,并鼓励家属,共同努力疏导患者的心理压力。护士尽量多关心、巡视，及时解决患者的合理需要，让其体会到关心和温暖。护士应鼓励患者说出对患病的担忧，给其讲解疾病过程、合理饮食和治疗方案，以消除疑虑，提高治疗信心。

(七)健康指导

(1)休息：患者应注意休息、避免劳累。急性期绝对卧床休息。卧床休息时间应较急性肾小球肾炎更长。

(2)积极预防和控制感染：从病因与治疗方法上对患者进行健康教育，提高患者预防感染的意识。

(3)提高治疗的依从性；告知患者与家属严格依从治疗的重要性、药物(激素及免疫抑制剂)治疗可能出现的不良反应与转归，避免患者擅自停药或改变剂量，鼓励患者配合治疗。

(4)避免加重肾损害的因素，建立随访计划，鼓励患者进行自我病情监测，以防止疾病复发及恶化。

(5)定期复查电解质(低钠、低钾等)，有异常及时协助医师处理。

第三节　慢性肾小球肾炎

慢性肾小球肾炎简称慢性肾炎，是最常见的一组原发于肾小球的疾病，以蛋白尿、血尿、高血压及水肿为基本表现，可有不同程度的肾功能减退，大多数患者会发展成慢性肾衰竭。本病起病方式各不相同，病情迁延，进展缓慢；可发生于任何年龄，以中青年居多，男性多于女性。

一、病因及诊断检查

(一)致病因素

慢性肾炎的病因尚不完全清楚，大多数由各种原发性肾小球疾病迁延不愈发展而成。目前认为其发病与感染有明确关系，细菌、原虫、病毒等感染后可引起免疫复合物介导性炎症而导致肾小球肾炎，故认为发病起始因素为免疫介导性炎症。另外，在发病过程中也有非免疫非炎症性因素参与，如高血压、超负荷的蛋白饮食等。仅少数慢性肾炎由急性肾炎演变而来。在发病过程中可因感染、劳累、妊娠和使用肾毒性药物等使病情加重。

(二)身体状况

1.症状体征

慢性肾炎多数起病隐匿,大多无急性肾炎病史,病前也无感染史,发病已为慢性肾炎;少数为急性肾炎迁延不愈超过 1 年以上而成为慢性。临床表现差异大,症状轻重不一。主要表现如下。

(1)水肿:多为眼睑水肿和/或轻度至中度下肢水肿,一般无体腔积液,缓解期可完全消失。

(2)高血压:部分患者可以高血压为首发或突出表现,多为持续性中等程度以上高血压。持续血压升高可加速肾小球硬化,使肾功能迅速恶化,预后较差。

(3)全身症状:表现为头晕、乏力、食欲缺乏、腰膝酸痛等,其中贫血较为常见。随着病情进展可出现肾功能减退,最终发展成为慢性肾衰竭。

(4)尿异常:可有尿量减少,偶有肉眼血尿。

2.并发症

(1)感染:易合并呼吸道及泌尿道感染。

(2)心脏损害:心脏扩大、心律失常和心力衰竭。

(3)高血压脑病:因血压骤升所致。

(4)慢性肾衰竭:是慢性肾炎最严重的并发症。

(三)心理社会状况

患者常因病程长、反复发作、疗效不佳、药物不良反应大、预后较差等而出现焦虑、恐惧、悲观的情绪。

(四)实验室及其他检查

1.尿液检查

尿比重多在 1.020 以下;最具有特征的是蛋白尿,尿蛋白(+~+++),尿蛋白定量1~3 g/24 h;尿沉渣镜检可见红细胞和颗粒管型。

2.血液检查

早期多正常或有轻度贫血,晚期红细胞计数和血红蛋白多明显降低。

3.肾功能检查

慢性肾炎可导致肾功能逐渐减退,表现为肾小球滤过率下降,内生肌酐清除率下降、血肌酐和尿素氮增高。

二、护理诊断及医护合作性问题

(1)体液过多:与肾小球滤过率下降及血浆胶体渗透压下降有关。

(2)营养失调(低于机体需要量):与蛋白丢失、摄入不足及代谢紊乱有关。

(3)焦虑:与担心疾病复发和预后有关。

(4)潜在并发症:感染、心脏损害、高血压脑病、慢性肾衰竭。

三、治疗及护理措施

(一)治疗要点

慢性肾小球肾炎的主要治疗目的是防止或延缓肾功能恶化,改善症状,防止严重并发症。

1.一般治疗

适当休息、合理饮食、防治感染等。

2.对症治疗

(1)利尿:水肿明显的患者可使用利尿剂,常用氢氯噻嗪、螺内酯、呋塞米,既可利尿消肿,也可降低血压。

(2)控制血压:高血压可加快肾小球硬化,因此及时有效地维持适宜的血压是防止病情恶化的重要环节。容量依赖性高血压首选利尿剂,肾素依赖性高血压首选血管紧张素转化酶抑制剂(卡托普利等)和β受体阻滞剂(普萘洛尔等)。

3.抗血小板药物

长期使用抗血小板药物可改善微循环,延缓肾衰竭。常用双嘧达莫和阿司匹林。

4.糖皮质激素和细胞毒性药物

一般不主张应用。可试用于血压不高、肾功能正常、尿蛋白较多者,常选用泼尼松、环磷酰胺等。

(二)护理措施

1.病情观察

因高血压易加剧肾功能的损害,故应密切观察患者的血压变化。准确记录24小时出入液量,监测尿量、体重和腹围,观察水肿的消长情况。监测肾功能变化,及时发现肾衰竭。

2.生活护理

(1)适当休息:因卧床休息能增加肾血流量,减轻水肿、蛋白尿及改善肾功能，故慢性肾炎患者宜多卧床休息，避免重体力劳动。特别是有明显水肿、大量蛋白尿、血尿及高血压或合并感染、心力衰竭、肾衰竭及急性发作期的患者，应限制活动，绝对卧床休息。

(2)饮食护理：水肿少尿者应限制水钠的摄入，食盐摄入量为1～3 g/d，每天进水量不超过1 500 mL，记录24小时出入液量；每天测量腹围、体重，监测水肿消长情况。低蛋白、低磷饮食可减轻肾小球内高压、高灌注及高滤过状态，延缓肾功能减退，宜尽早采用富含必需氨基酸的优质低蛋白饮食(如鸡肉、牛奶、瘦肉等)，蛋白质的摄入量为0.5～0.8 g/(kg·d)，低蛋白饮食亦可达到低磷饮食的目的。补充多种维生素及锌。适当增加糖类和脂肪的摄入比例，保证足够热量，减少自体蛋白的分解。

3.药物治疗的护理

使用利尿剂时应注意有无电解质、酸碱平衡紊乱；服用降压药起床时动作宜缓慢，以防直立性低血压；应用血管紧张素转化酶抑制剂时，注意观察患者有无持续性干咳；应用抗血小板药物时，注意观察有无出血倾向等。

4.对症护理

对症护理包括对水肿、高血压、少尿等症状的护理。

5.心理护理

注意观察患者的心理活动，及时发现患者的不良情绪，主动与患者沟通，鼓励患者说出其内心感受，做好疏导工作，帮助患者调整心态，积极配合治疗及护理。

6.健康指导

(1)指导患者严格按照饮食计划进餐。注意休息，保持精神愉快，避免劳累、受凉和使用肾毒性药物，以延缓肾功能减退。

(2)进行适当锻炼，提高机体抵抗力，预防呼吸道感染。

(3)遵医嘱服药，定期复查尿常规和肾功能。

(4)育龄妇女注意避孕，以免因妊娠导致肾炎复发和病情恶化。

第四节　间质性肾炎

间质性肾炎又称肾小管间质性肾炎，是由各种原因引起的肾小管间质性急慢性损害的临床病理综合征。临床常分为急性间质性肾炎、慢性间质性肾炎。

急性间质性肾炎以多种原因导致短时间内发生肾间质炎性细胞浸润、间质水肿、肾小管不同程度受损伴肾功能不全为特点，临床表现可轻可重，大多数病例均有明确的病因，去除病因、及时治疗，疾病可痊愈或使病情得到不同程度的逆转。慢性间质性肾炎病理表现以肾间质纤维化、间质单个核细胞浸润和肾小管萎缩为主要特征。

一、病因

（一）感染

致病感染可有细菌、真菌及病毒等致病微生物感染，包括金黄色葡萄球菌败血症、重症链球菌感染、白喉、猩红热、支原体肺炎、梅毒、布鲁氏菌病、军团菌病、乙肝病毒抗原血症、巨细胞病毒感染、伤寒、麻疹、肾盂肾炎等。

（二）系统性疾病

如系统性红斑狼疮、干燥综合征、结节病、原发性冷球蛋白血症。血液系统疾病，如多发性骨髓瘤、阵发性血红蛋白尿、淋巴增生性疾病、镰状细胞病等。

（三）药物致病

可能与环孢素、氨基糖甙类抗生素、两性霉素 B、止痛剂、非甾体抗炎药，顺铂等长期应用相关。

（四）重金属盐

可能与如镉、锂、铅、金、铍等长期接触有关。

（五）化学毒物或生物毒素

如四氯化碳、四氯乙烯、甲醇、乙二醇、煤酚、亚硝基脲或蛇毒、鱼胆毒、蜂毒、蕈毒等中毒史。

（六）代谢疾病

如胱氨酸病、低钾肾病、尿酸性肾病、糖尿病肾病及淀粉样肾病史。

二、临床表现

一般有多尿、烦渴、恶心、夜尿、肉眼血尿、肌无力、软瘫、关节痛等表现。

（一）急性间质性肾炎

急性间质性肾炎因其病因不同，临床表现各异，无特异性。主要突出表现为少尿性或非少尿性急性肾功能不全，可伴有疲乏无力、发热及关节痛等非特异性表现。肾小管功能损失可出现低比重及低渗透压尿、肾小管性蛋白尿及水、电解质和酸碱平衡紊乱，部分患者表现为 Fanconi 综合征。

（二）慢性间质性肾炎

慢性间质性肾炎常为隐匿、慢性或急性起病，因肾间质慢性炎症改变，主要为纤维化组织增生，肾小管萎缩，故常有其共同临床表现。

三、辅助检查

（一）尿液检查

一般为少量小分子蛋白尿，尿蛋白定量多在 0.5～1.5 g/24 h，极少＞2.0 g/24 h；尿沉渣检查可有镜下血尿、白细胞及管型尿，偶可见嗜酸性粒细胞。肾小管功能异常根据累及小管的部位及程度不同而表现不同，可有肾性糖尿、肾小管酸中毒、低渗尿、范科尼综合征等。

（二）血液检查

部分患者可有低钾血症、低钠血症、低磷血症和高氯性代谢性酸中毒等表现。血尿酸常正常或轻度升高。慢性间质性肾炎贫血发生率高且程度较重，常为正细胞正色素性贫血。急性间质性肾炎患者外周血嗜酸性粒细胞比例升高，可伴 IgE 升高，特发性间质性肾炎可有贫血、嗜酸性粒细胞增多、血沉快、CRP 及球蛋白升高。

（三）影像学检查

急性间质性肾炎 B 超可显示肾脏呈正常大小或体积增大，皮质回声增强。慢性间质性肾炎 B 超、放射性核素、CT 等影像学检查通常显示双肾缩小、肾脏轮廓不光整。影像学检查还有助于判断某些特殊病因，如尿路梗阻、膀胱输尿管反流、肾脏囊性疾病等。静脉尿路造影（IVU）可显示止痛剂肾病特征性的肾乳头坏死征象。由于造影剂具有肾小管毒性，因此，在肾小管损伤时应慎用。

（四）肾活检病理

病理检查对确诊有重要意义。除感染相关性急性间质性肾炎外，其他类型均应积极行肾穿刺，以区别肾间质浸润细胞的类型及纤维化程度，从而有助于治疗方案的制定后预后的判断。

四、诊断

感染或药物应用史、临床表现、一些实验室及影像学检查有助于诊断，但肾脏病理仍然是诊断间质性肾炎的金标准。

临床出现不明原因的急性肾功能不全时要考虑急性间质性肾炎可能。具有下列临床特征者应考虑慢性间质性肾炎：①存在导致慢性间质性肾炎的诱因，如长期服用止痛剂、慢性尿路梗阻等，或有慢性间质性肾炎家族史；②临床表现有小管功能障碍，如烦渴、多尿、夜尿增多、肾小管性酸中毒等，或肾功能不全但无高血压、无高尿酸血症等；③尿液检查表现为严重小管功能受损。少量小分子蛋白尿（$<$2.0 g/24 h）、尿 RBP、溶菌酶、尿 β_2-微球蛋白、NAG 升高，可有糖尿、氨基酸尿。慢性间质性肾炎还须根据病史和临床病理特征进一步明确病因。

五、治疗

（一）一般治疗

去除病因，控制感染、及时停用致敏药物、处理原发病是间质性肾炎治疗的第一步。

（二）对症支持治疗

纠正肾性贫血、电解质、酸碱及容量失衡，血肌酐明显升高或合并高血钾、心力衰竭、肺水肿等有血液净化指征者，临床应及时行血液净化治疗，急性间质性肾炎可选用连续性血液净化治疗。进入尿毒症期者，如条件允许，可行肾移植治疗。

（1）促进肾小管再生冬虫夏草有促进肾小管上皮细胞的生长、提高细胞膜的稳定性、增强肾小管上皮细胞耐受缺氧等作用，对小管间质性肾炎有一定治疗。

（2）免疫抑制剂自身免疫性疾病、药物变态反应等免疫因素介导的间质性肾炎，可给予激素及免疫抑制剂治疗。

六、护理措施

（一）一般护理措施

（1）卧床休息，限制活动量。

（2）鼓励患者多饮水或饮料。

（3）给予清淡易化的高热量、高蛋白流质或半流质。

（4）出汗后要及时更换衣被，注意保暖。

（5）协助口腔护理，鼓励多漱口。口唇干燥者可涂护唇油。

（6）体温超过 38.5 ℃时给予物理降温，慎用药物降温，因为退热制剂易致敏而加重病情，物理降温后 0.5 小时测量体温，并记录于体温单上。

（7）指导患者识别并及时报告体温异常的早期表现和体征。

（二）自理方面的护理

患者自理方面的缺陷一般与发热和水、电解质紊乱有关。要使患者生活自理能力提高，需要做的护理措施如下。

（1）落实晨、晚间护理，协助患者洗脸、梳头、洗脚、就餐、大小便及个人卫生。

（2）鼓励患者生活自理，将传呼器置于患者伸手可及的位置。

（3）呼吸困难者，取半坐卧位，给氧。

（4）吞咽能力下降者应防呛咳。

（5）患者外出时由专人护送防止发生意外。

（6）监测血电解质变化，做好间质性肾炎护理工作，可提高患者生活质量。

（三）饮食调理

饮食有禁有补，对于间质性肾炎患者而言，是非常重要的，尤其是对间质性肾炎治疗的辅助使其成为患者必须引起重视的一个方面。

（1）间质性肾炎应该多漱口，口唇干燥者可涂护唇油。

（2）指导间质性肾炎患者识别并及时报告体温异常的早期体征和表现。

（3）中老年人如果患有间质性肾炎常常会感到双腿酸软、小便频繁腰酸背胀、精神不振等，一般是因为肾脏发生了病变。应选用红豆、玉米食用，对肾病有好处，但胡椒、花椒、浓茶、浓咖啡等刺激性食物应该禁用。

（4）肾病患者必须忌盐。尿量少或水肿时，除服药外，可选用一些具有利水适用的食物。如冬瓜止渴、利小便、主治小腹水涨。冬瓜皮煎汤代茶利水消肿作用。丝瓜有利尿消肿、凉血解毒的作用。

（5）间质性肾炎患者应该多喝水，并且在饮食方面要给予易消化的高热量、高蛋白、清淡的半流质食物。出汗后要更注意保暖，及时更换衣被。口唇干燥者可涂护唇油。体温超过 38.5 ℃时应该给予物理降温，慎用药物降温，因为退热制剂易致敏而加重病情物理降温后半个小时后应该测量体温，并记录。

第五节 肾盂肾炎

肾盂肾炎是由各种病原微生物感染所引起的肾盂、肾盏及肾实质的感染性炎症，是泌尿系统感染中最常见的临床类型。肾盂肾炎为上尿路感染，尿道炎和膀胱炎为下尿路感染，而肾盂肾炎常伴有下尿路感染，临床上在感染难以定位时可统称为尿路感染。本病好发于女性，尤多见于育龄期妇女、女婴、老年女性和免疫功能低下者。

一、病因及诊断检查

(一)致病因素

1.病因

尿路感染最常见的致病菌是肠道革兰阴性杆菌，其中以大肠埃希菌最常见，占70%以上，其次为副大肠埃希菌、变形杆菌、克雷伯杆菌、产气杆菌、沙雷杆菌、产碱杆菌和葡萄球菌等。致病菌常为1种，极少数为两种以上细菌混合感染。偶可由真菌、病毒和原虫感染引起。

2.易感因素

由于机体具有多种防御尿路病原微生物感染发生的机制，所以，正常情况下细菌进入膀胱不会引起肾盂肾炎的发生。主要易感因素如下。

(1)尿路梗阻和尿流不畅：是最主要的易感因素，以尿路结石最常见。尿路不畅时，尿路的细菌不能被及时冲刷清除出尿道，在局部生长和繁殖，易引起肾盂肾炎。

(2)解剖因素：女性尿道短、直而宽，尿道口距肛门、阴道较近，易被细菌污染，故易发生上行感染。

(3)尿路器械操作：应用尿道插入性器械时，如留置导尿管和膀胱镜检查、尿道扩张等可损伤尿道黏膜，或使细菌进入膀胱和上尿路而致感染。

(4)机体抵抗力低下：糖尿病、重症肝病、癌症晚期、艾滋病、长期应用激素和免疫抑制剂等均易发生尿路感染。

3.感染途径

(1)上行感染：为最常见的感染途径，病原菌多为大肠埃希菌，以女性多见。细菌由尿道外口经膀胱、输尿管逆流上行到肾盂，引起肾盂炎症，再经肾盏、肾乳头至肾实质。

(2)血行感染：致病菌多为金黄色葡萄球菌。病原菌从体内感染灶如扁桃体炎、鼻窦炎、龋齿或皮肤化脓性感染等侵入血流，到达肾皮质引起多发性小脓肿，再沿肾小管向下扩散至肾乳头、肾盂及肾盏，引起肾盂肾炎。

(3)淋巴道感染：病原菌从邻近器官的病灶经淋巴管感染。

(4)直接感染：外伤或肾、尿路附近的器官与组织感染，细菌直接蔓延至肾引起肾盂肾炎。

(二)身体状况

按病程和病理变化可将肾盂肾炎分为急性和慢性两型。

1.急性肾盂肾炎

(1)起病急剧,病程不超过半年。

(2)全身表现:常有寒战、高热,体温升高达 38.5～40 ℃,常伴有全身不适、头痛、乏力、食欲缺乏、恶心呕吐等全身毒血症状。

(3)泌尿系统表现:可有腰痛、肾区不适和尿路刺激征,上输尿管点或肋腰点压痛,肾区叩击痛。重者尿外观浑浊,呈脓尿、血尿。

2.慢性肾盂肾炎

急性肾盂肾炎反复发作,迁延不愈,病程超过半年即转为慢性肾盂肾炎。慢性肾盂肾炎症状一般较轻,或仅有低热、倦怠,无尿路感染症状,但多次尿细菌培养均呈阳性,称“无症状菌尿”。急性发作时与急性肾盂肾炎症状相似,如不及时治疗可导致肾功能减退,最终可发展为肾衰竭。

3.并发症

常见有慢性肾衰竭、肾盂积水、肾盂积脓、肾周围脓肿等。

(三)心理社会状况

由于起病急,症状明显,女性患者羞于检查,或反复发作迁延不愈,患者易产生焦虑、紧张和悲观情绪。

(四)实验室及其他检查

1.尿常规

尿液外观浑浊;急性期尿沉渣镜检可见大量白细胞和脓细胞,如出现白细胞管型,对肾盂肾炎有诊断价值;少数患者有肉眼血尿。

2.血常规

急性期白细胞总数及中性粒细胞增高。

3.尿细菌学检查

尿细菌学检查是诊断肾盂肾炎的主要依据。新鲜清洁中段尿细菌培养,菌落计数不低于 $10^5/mL$ 为阳性,菌落计数低于 $10^4/mL$ 为污染,如介于两者之间为可疑阳性,需复查或结合病情判断。

4.肾功能检查

急性肾盂肾炎肾功能多无改变,慢性肾盂肾炎可有夜尿增多、尿比重低而固定，晚期可出现氮质血症。

5.X线检查

X线腹部平片及肾盂造影可了解肾的大小、形态、肾盂肾盏变化，以及尿路有无结石、梗阻、畸形等情况。

6.超声检查

可准确判断肾大小、形态及有无结石、囊肿、肾盂积水等。

二、护理诊断及医护合作性问题

(1)体温过高：与细菌感染有关。

(2)排尿异常：与尿路感染所致的尿路刺激征有关。

(3)焦虑：与症状明显或病情反复发作有关。

(4)潜在并发症：有慢性肾衰竭、肾盂积水、肾盂积脓和肾周围脓肿。

三、治疗及护理措施

(一)治疗要点

1.一般治疗

急性期全身症状明显者应卧床休息，饮食应富有热量和维生素并易于消化，高热脱水时应静脉补液，鼓励患者多饮水、勤排尿，促使细菌及炎性渗出物迅速排出。

2.抗菌药物治疗

原则上应根据致病菌和药敏试验结果选用抗菌药，但由于大多数病例为革兰阴性杆菌感染，急性型患者常不等尿培养结果，即首选对此类细菌有效，而且在尿中浓度高的药物治疗。

(1)常用药物：①喹诺酮类。如环丙沙星、氧氟沙星，为目前治疗尿路感染的常用药物，病情轻者，可口服用药；较严重者宜静脉滴注，环丙沙星 0.25 g，或氧氟沙星 0.2 g，每 12 小时 1 次。②氨基糖苷类。庆大霉素肌内注射或静脉滴注。③头孢类。头孢唑啉肌内或静脉注射。④磺胺类。复方磺胺甲基异噁唑(复方新诺明)口服。

(2)疗效与疗程：若药物选择得当，用药 24 小时后症状即可好转，如经 48 小时仍无效，应考虑更换药物。抗菌药用至症状消失，尿常规转阴和尿培养连续 3 次阴性后 3～5 天为止。急性肾盂肾炎一般疗程为10～14 天，疗程结束后每周复查尿常规和尿细菌培养 1 次，共 2～3 周，若均为阴性，可视为临床治愈。慢性肾盂肾炎疗程应适当延长，选用敏感药物联合治疗，疗程 2～4 周；或轮换用药，每组使用5～7天查尿细菌，如连续2周(每周2次)尿细菌检查阴性，6周后再复查1次仍为阴性，则为临床治愈。

(二)护理措施

1.病情观察

观察生命体征，尤其是体温变化；观察尿路刺激征及伴随症状的变化，有无并发症等。

2.生活护理

(1)休息：为患者提供安静、舒适的环境，增加休息和睡眠时间。高热患者应卧床休息，体温超过39 ℃时需行冰敷、乙醇擦浴等措施进行物理降温。

(2)饮食护理：给予高蛋白、丰富维生素和易消化的清淡饮食，鼓励患者多饮水，每天饮水量不少于2 000 mL。

3.药物治疗的护理

(1)遵医嘱用药，轻症者尽可能单一用药，口服有效抗生素2周；严重感染宜联合用药，采用肌内注射或静脉给药；已有肾功能不全者，则避免应用肾毒性抗生素。

(2)观察药物疗效，协助医师判断停药指征。

(3)注意药物的不良反应：诺氟沙星、环丙沙星可引起轻微消化道反应、皮肤瘙痒等；氨基糖苷类药物对肾脏和听神经有毒性作用，可引起耳鸣、听力下降，甚至耳聋；磺胺类药物服药期间要多饮水和服用碳酸氢钠以碱化尿液，增强疗效和减少磺胺结晶的形成。

4.尿细菌学检查的标本采集

(1)宜在使用抗生素前或停药5天后留取尿标本。

(2)留取清洁中段尿标本前用肥皂水清洗外阴部，不宜用消毒剂，指导患者留取尿标本于无菌容器内，于1小时内送检。

(3)最好取清晨第1次(尿液在膀胱内停留6～8小时或以上)的清洁、新鲜中段尿送检，以提高阳性率。

(4)尿标本中注意勿混入消毒液；女性患者留取尿标本时应避开月经期，防止阴道分泌物及经血混入。

5.心理护理

向患者说明紧张情绪不利于尿路刺激征的缓解，指导患者放松身心，消除紧张情绪及恐惧心理，树立战胜疾病的信心，共同制订护理计划，积极配合治疗。

6.健康教育

(1)向患者及家属讲解肾盂肾炎发病和加重的相关因素，积极治疗和消除易感因素。尽量避免导尿及尿道器械检查，如果必须进行，应严格无菌操作，术后应用抗菌药以防泌尿系统感染。

(2)指导患者保持良好的生活习惯，合理饮食，多饮水，勤排尿，尽量不留残尿；保持外阴清洁，女性患者忌盆浴，注意月经期、妊娠期、产褥期卫生。

(3)加强身体锻炼，提高机体抵抗力。

(4)育龄妇女患者，急性期治愈后1年内应避免妊娠。与性生活有关的反复发作患者，应于性生活后立即排尿和行高锰酸钾坐浴。

(5)告知患者遵医嘱坚持按疗程应用抗菌药物是最重要的治疗措施，嘱患者不可随意增减药量或停药，以达到彻底治愈的目的，避免因治疗不彻底而演变为慢性肾盂肾炎。慢性肾盂肾炎应按医嘱用药，定期检查尿液，出现症状立即就医。

第六章

风湿免疫科护理

第一节　原发性痛风

一、概述

痛风是由于嘌呤代谢紊乱和/或尿酸排泄减少致血尿酸增高引起的一组疾病。临床特点为高尿酸血症、尿酸盐结晶沉积所致特征性急性关节炎、反复发作发展至慢性痛风性关节炎及痛风石，常累及肾脏；严重者可出现关节致残、肾功能不全。痛风患者常与肥胖、高脂血症、糖尿病、高血压以及心脑血管病伴发。本节主要介绍原发性痛风患者的护理。

二、病因与发病机制

原发性痛风多有遗传性，其原因主要是嘌呤代谢酶缺陷。原发性肾脏尿酸排泄减少约占原发性高尿酸血症的 90%，具体发病机制不清，可能为多基因遗传性疾病。继发性痛风指继发于其他疾病过程中的一种临床表现，也可因某些药物所致。骨髓增生性疾病、肾脏疾病、药物作用等均可引起高尿酸血症。另外，肾移植患者长期服用免疫抑制剂也可发生高尿酸血症，可能与免疫抑制剂抑制肾小管排泄尿酸有关。

三、临床表现

(一)急性痛风性关节炎

典型发作常于深夜因关节痛而惊醒，疼痛进行性加剧，受累关节及周围组织红、肿、热、痛和功能受限，在 12 小时左右达高峰。多于数天或 2 周内自行缓解。常侵犯第一跖趾关节，部分患者可有发热、寒战、头痛、心悸和恶心等全身症状。

(二)间歇发作期

痛风发作持续数天至数周后可自行缓解,一般无明显后遗症状,或遗留局部皮肤色素沉着、脱屑及刺痒等,以后进入无症状的间歇期,多数患者 1 年内复发,受累关节逐渐增多,症状持续时间逐渐延长。受累关节一般从下肢向上肢、从远端小关节向大关节发展,出现指、腕和肘等关节受累,少数患者可影响到肩、髋、骶髂、胸锁或脊柱关节,也可累及关节周围滑囊、肌腱和腱鞘等部位。

(三)慢性痛风石病变期

皮下痛风石发生的典型部位是耳郭。外观为皮下隆起的大小不一的黄白色赘生物,皮肤表面薄,破溃后排出白色粉状或糊状物。关节内大量沉积的痛风石可造成关节骨质破坏、关节周围组织纤维化和继发退行性改变等。临床表现为持续关节肿痛、压痛、畸形及功能障碍。

(四)肾脏病变

临床表现为蛋白尿、血尿、泌尿系统结石、肾衰竭等。

四、辅助检查

(一)血尿酸测定

血尿酸≥416 μmol/L 为高尿酸血症。

(二)尿尿酸测定

低嘌呤饮食 5 天后,24 小时尿尿酸排泄量>3.6 mmol 为尿酸生成过多型(约占 10%);<3.6 mmol提示尿酸排泄减少型(约占 90%)。

(三)关节腔穿刺尿酸盐检查

显微镜下表现为负性双折光的针状或杆状的单钠尿酸盐晶体。

(四)影像学检查

急性发作期仅见受累关节周围非对称性软组织肿胀;慢性痛风石病变期可见单钠尿酸盐晶体沉积造成关节软骨下骨质破坏,出现虫噬样、穿凿样缺损。

(五)超声检查

受累关节的超声检查可发现关节积液、滑膜增生、关节软骨及骨质破坏、关节内或周围软组织的痛风石及钙质沉积等。超声下出现肾髓质特别是锥体乳头部散在强回声光点,则提示尿酸盐肾病,也可发现X线下不显影的尿酸性尿路结石。

五、治疗原则

治疗痛风原则：迅速控制急性发作；预防复发；纠正高尿酸血症，预防尿酸盐沉积造成的关节破坏及肾脏损害；手术剔除痛风石，对毁损关节进行矫形手术，提高生活质量。

(一)饮食

低嘌呤低热量饮食，保持合理体重，戒酒，多饮水，每天饮水 2 000 mL 以上。避免暴食、酗酒、受凉受潮、过度疲劳和精神紧张，穿舒适鞋，防止关节损伤。

(二)药物治疗

(1)非甾体抗炎药可有效缓解急性痛风症状，为一线用药。

(2)秋水仙碱为治疗急性发作的传统药物。

(3)糖皮质激素治疗急性痛风有明显疗效，通常用于不能耐受非甾体抗炎药和秋水仙碱或肾功能不全者。

(4)抑制尿酸生成药，如别嘌醇，广泛用于原发性及继发性高尿酸血症，尤其是尿酸产生过多型或不宜使用促尿酸排泄药者。

(5)促尿酸排泄药，如苯溴马隆，主要通过抑制肾小管对尿酸的重吸收，降低血尿酸。

(6)新型降尿酸药，如非布司他。

(三)泌尿系统结石的治疗

对于尿酸性尿路结石，体积大且固定者可行体外冲击碎石、内镜取石或开放手术取石。

(四)手术治疗

手术剔除痛风石，对毁损关节进行矫形手术，以提高生活质量。

六、护理问题

(一)疼痛

疼痛与痛风性关节炎有关。

(二)自理能力受限

自理能力受限与疾病导致关节疼痛有关。

(三)知识缺乏

不了解疾病相关知识。

(四)焦虑

焦虑与疾病影响生活和工作有关。

七、护理措施

(一)一般护理

低嘌呤低热量饮食,保持合理体重,戒酒,多饮水,每天饮水 2 000 mL 以上。避免暴食、酗酒、受凉受潮、过度疲劳和精神紧张,穿舒适鞋,防止关节损伤。保证患者休息与睡眠,关节炎急性期减少活动。监测各项生命体征,倾听患者主诉,及时给予对症处理。

(二)专科护理

1.疼痛的护理

发作时卧床休息,避免关节负重,抬高患肢,可局部冷敷。遵医嘱服用药物,减轻关节炎症状。疼痛缓解后开始恢复活动。护士应认真听取患者的主诉,评估疼痛的性质、程度,配合医师完善各项相关检查。

2.饮食护理

(1)在急性发作时应选用无嘌呤或低嘌呤食物,食物应精细如脱脂奶、鸡蛋、植物油、面包、饼干、米饭、蔬菜、水果等;限制脂肪及动物蛋白的摄入,以食用植物蛋白为主。

(2)慢性期或缓解期应选用低嘌呤饮食,每周应有 2 天无嘌呤饮食,注意补充维生素及铁质,多食水果、绿叶蔬菜及偏碱性食物;禁食高嘌呤食物,如动物内脏、酒类、海鲜类。忌暴饮、暴食及酗酒;每天饮水量>2 000 mL,并服用碱性药物,以利于尿酸溶解排泄。

(3)根据病情为患者进行饮食宣教,共同制订饮食计划,与患者达成共识,并且严格遵守,因饮食控制对于疾病的缓解是非常必要的。

(4)控制体重,避免过胖。

3.药物注意

患者需了解药物的作用和不良反应。密切观察有无胃肠道反应,定期复查肝肾功能,避免不良反应。

4.关节腔穿刺护理

穿刺前向患者做好宣教,备齐用物,协助医师做好穿刺术中配合,严格无菌操作,以防感染。术后定时观察穿刺处情况,警惕局部出血。

(三)心理护理

痛风的预防和治疗有效,因此预后相对良好。如果及早诊断并进行规范治疗,大多数痛风患者可正常工作生活。慢性期病变经过治疗有一定的可逆性,皮下痛风石可缩小或消失,关节症状和功能可改善,相关的肾脏病变也可减轻、好转。多给予关心及支持,增加患者配合治疗的信心。指导患者养成良好的生活习惯,劳逸结合,饮食控制。指导患者正确服药,宣教药物的注意事项,并观察药物的不良反应。

(四)健康教育

(1)急性发作期应卧床休息,抬高患肢,避免关节负重,可局部冷敷。疼痛缓解后方可恢复活动,可行理疗、注意保暖。

(2)慢性期患者经过治疗,痛风石可能缩小或溶解,关节功能可以改善,肾功能障碍也可以改善。

(3)低嘌呤饮食,多食偏碱性的食物;禁食高嘌呤食物,如动物内脏、酒类及海鲜类;忌暴饮暴食;控制体重避免过胖。

(4)发生尿酸性或混合性尿路结石者易并发尿路梗阻和感染,会出现下腹部绞痛、排尿不畅、尿频、尿急、尿疼等症状,应及时就诊。

(5)保持情绪的稳定,避免寒冷、饥饿、感染、创伤、情绪紧张等因素诱导疾病复发。

(6)向患者介绍讲解药物的作用和不良反应。密切观察有无胃肠道反应,定期复查血尿酸、肝肾功能,避免不良反应。

第二节 干燥综合征

一、概述

干燥综合征(Sjogren's syndrome,SS)是一个主要累及外分泌腺体的慢性炎症性自身免疫病。临床除有唾液腺和泪腺受损功能下降而出现口干、眼干外,尚有其他外分泌腺及腺体外其他器官的受累而出现多系统损害的症状。本病分为原发性和继发性两类,前者指不具另一诊断明确的结缔组织病(CTD)的干燥综合征。后者是指发生于另一诊断明确的CTD如系统性红斑狼疮(SLE)、类风湿关节炎等的干燥综合征。本节主要叙述原发性干燥综合征。

二、病因与发病机制

本病的确切病因和发病机制尚不明确,一般认为与遗传、免疫、病毒感染有关。原发性干燥综合征属全球性疾病,在我国人群的患病率为0.3%~0.7%,在老年人群中患病率为3%~4%。本病女性多见,男女比为1∶(9~20)。发病年龄多在40~50岁,也见于儿童。

三、临床表现

(一)局部表现

1.口干燥症

因唾液腺病变,使唾液黏蛋白缺少而引起下述常见症状。

(1)有70%~80%患者诉有口干,但不一定都是首症或主诉,严重者因口腔黏膜、牙齿和舌发黏以致在讲话时需频频饮水,进固体食物时必须伴水或流食送下,有时夜间需起床饮水等。

(2)猖獗性龋齿是本病的特征之一,表现为牙齿逐渐变黑,继而小片脱落,最终只留残根。

(3)成人腮腺炎,50%患者表现有间歇性交替性腮腺肿痛,累及单侧或双侧。大部分在10天左右可以自行消退。

(4)舌部表现为舌痛、舌面干裂、舌乳头萎缩而光滑。

(5)口腔黏膜出现溃疡或继发感染。

2.干燥性角结膜炎

因泪腺分泌的黏蛋白减少而出现眼干涩、异物感、泪少等症状,严重者痛哭无泪。部分患者有眼睑缘反复化脓性感染、结膜炎、角膜炎等。

3.其他表现

其他浅表部位如鼻、硬腭、气管及其分支、消化道黏膜、阴道黏膜的外分泌腺体均可受累,使其分泌较少而出现相应症状。

(二)系统表现

除口眼干燥表现外,患者还可出现全身症状如乏力、低热等。约有2/3患者出现系统损害。

1.皮肤

皮肤病变的病理基础为局部血管炎,有下列表现。

(1)过敏性紫癜样皮疹:多见于下肢,为米粒大小边界清楚的红丘疹,压之不褪色,分批出现。每批持续时间约为 10 天,可自行消退而遗有褐色色素沉着。

(2)结节红斑:较为少见。

(3)雷诺现象:多不严重,不引起指端溃疡或相应组织萎缩。

2.骨骼肌肉

关节痛较为常见。仅小部分表现有关节肿胀但多不严重且呈一过性。关节结构的破坏非本病的特点。肌炎见于约 5%的患者。

3.肾

主要累及远端肾小管,表现为因Ⅰ型肾小管酸中毒而引起的低血钾性肌肉麻痹,严重者出现肾钙化、肾结石及软骨病。

4.肺

大部分患者无呼吸道症状。轻度受累者出现干咳,重者出现气短。肺部的主要病理为间质性病变,部分出现弥漫性肺间质纤维化,少数人可因此而呼吸功能衰竭而死亡。

5.消化系统

胃肠道可以因其黏膜层的外分泌腺体病变而出现萎缩性胃炎、胃酸减少、消化不良等非特异性症状。约 20%患者有肝脏损害,临床谱从黄疸至无临床症状而有肝功能损害不等。

6.神经

以周围神经受累为多见,不论是中枢或周围神经损害均与血管炎有关。

7.血液系统

本病可出现白细胞减少和/或血小板减少,血小板低下严重者可出现出血现象。

四、辅助检查

(一)眼部检查

Schirmer(滤纸)试验(+);角膜染色(+);泪膜破碎时间(+)。

(二)口腔检查

唾液流率(+);腮腺造影(+);唾液腺核素检查(+);唇腺活检组织学检查(+)。

(三)尿液检查

多次尿 pH>6 则有必要进一步检查肾小管酸中毒相关指标。

(四)周围血检测

周围血检测可以发现血小板低下,或偶有的溶血性贫血。

(五)血清免疫学检查

(1)抗 SSA 抗体是本病中最常见的自身抗体,见于 70%的患者。

(2)抗 SSB 抗体有称是本病的标记抗体,见于 45%的患者。

(3)高免疫球蛋白血症,均为多克隆性,见于 90%患者。

(六)肺影像学检查

肺影像学检查可以发现有相应系统损害的患者。

五、治疗原则

本病目前尚无根治方法,主要是采取措施改善症状,控制和延缓因免疫反应而引起的组织器官损害的进展以及继发性感染。

(1)口干可适当饮水,或用人工唾液,减少对口腔的物理刺激。嘱患者保持口腔清洁,勤漱口,减少龋齿和口腔继发感染的可能。防止口腔细菌增殖,应早晚刷牙,选用软毛牙刷,继发口腔感染者可用朵贝尔漱口液,真菌感染者可用制霉菌素涂口腔,口干严重者可用麦冬、枸杞子、甘草等泡水喝。

(2)保护眼睛,干燥性角结膜炎可给以人工泪液滴眼以减轻眼干症状并预防角膜损伤。

(3)肌肉、关节痛者可用非甾体抗炎药以及羟氯喹。

(4)系统损害者应以受损器官及严重度而进行相应治疗。给予肾上腺糖皮质激素,剂量与其他结缔组织病治疗用法相同。对于病情进展迅速者可合用免疫抑制剂如环磷酰胺、硫唑嘌呤等。出现有恶性淋巴瘤者宜积极、及时地进行联合化疗。

(5)合并肾小球肾炎,纠正低钾血症的麻痹发作可采用静脉补钾(氯化钾),待病情平稳后改口服钾盐液或片,有的患者需终身服用,以防低血钾再次发生。

(6)合并肺间质性病变、呼吸道黏膜干燥明显者,可给予雾化吸入。鼻黏膜干燥者可给予复薄油滴鼻。

六、护理问题

(一)皮肤黏膜改变

皮肤黏膜改变与唾液减少有关。

(二)潜在的感染

感染与服用激素及免疫抑制剂有关。

(三)电解质紊乱

电解质紊乱与肾小管酸中毒有关。

(四)舒适的改变

不适与口干、眼干有关。

(五)部分自理能力受限

自理能力受限与电解质紊乱有关。

(六)有出血的危险

出血与血小板降低有关。

七、护理措施

(一)一般护理

(1)减轻口干较为困难,嘱患者应停止吸烟、饮酒及避免服用引起口干的药物如阿托品等。保持口腔清洁,勤漱口,减少龋齿和口腔继发感染的可能,对生活不能自理的患者给予口腔护理。干燥性角结膜炎可给以人工泪液滴眼以减轻眼干症状并预防角膜损伤。有些眼膏也可用于保护角膜。

(2)巡视患者,及时满足其生活需要。

(3)嘱患者床旁活动,必要时需绝对卧床,避免磕碰,用软毛牙刷刷牙,定期监测血常规。

(二)专科护理

(1)减少对口腔的物理刺激,防止口腔细菌增殖,应早晚刷牙,选用软毛牙刷,饭后漱口,戒烟酒。

(2)保护眼睛,睡前涂眼膏保护角膜,避光避风,外出时戴眼防护镜。

(3)对于皮肤油性水分减少的患者应预防皮肤干裂,给予润肤剂外涂。冬季嘱患者减少洗澡次数。

(4)注意观察激素及免疫抑制剂的不良反应,定期监测血常规、肝肾功,并告知患者用药注意事项。

(5)合并有神经系统受累者大部分为周围神经病变,肢体麻木,感觉减退,护士应注意安全防护。

(6)低钾血症的患者在补钾过程中,注意观察患者尿量的变化、尿 pH,准确记录出入量及分记日夜尿量。

(7)合并肺间质性病变、呼吸道黏膜干燥明显者,注意补充水分,预防感冒及肺部感染,加强拍背咳痰。

(8)合并肝脏损害、胰腺外分泌功能受影响引起消化液减少,导致营养不良,故应为患者提供清淡易消化的食物。

(9)合并血细胞低下的患者注意安全防护,避免磕碰,观察患者出血倾向。

(三)心理护理

多与患者交流,使患者了解本病的治疗原则、告知患者此病为慢性病,主要是采取措施改善症状,控制和延缓因免疫反应而引起的组织器官损害的进展以及继发性感染。本病预后良好,经恰当治疗后大多数可以控制病情达到缓解,因此要遵医嘱规律治疗。通过交流消除其焦虑心理,配合治疗。

(四)健康教育

(1)正确认识疾病,消除恐惧心理,保持心情舒畅及乐观情绪,对疾病治疗树立信心。

(2)注意口腔卫生,每天早晚至少刷牙两次,选用软毛牙刷,饭后漱口并用牙签将食物的碎屑从牙缝中清除。忌烟酒,忌刺激性食物,这可预防继发口腔感染和减少龋齿,可用朵贝尔漱口液、2% $NaHCO_3$ 漱口液。有龋齿要及时修补。

(3)保护眼睛,眼泪的减少可引起角膜干涩、损伤,易细菌感染。日间可用人工泪液4～5次/天,睡前可抹眼膏。多风天气外出时可戴防风眼镜。

(4)保护皮肤、减少沐浴次数,使用中性沐浴品。沐浴后可适当用中性护肤液涂抹全身皮肤,以防止瘙痒。

(5)干燥综合征可引起肾小管损害,出现低血钾(腹胀、乏力、肠蠕动减慢、诱发肠麻痹、心动过速等症状)。故需定期监测血钾,并服用含钾高的食物,如橘子、香蕉、肉、蛋、谷类。有时药物补钾需终身服用,以防低血钾发生。饮食中注意多食含水量多、易消化、高蛋白、高维生素的食物。

(6)观察日夜尿量并记录,观察排尿时有无尿频、尿急、尿痛。每天应清洗会阴部,以防止泌尿系统感染。

(7)病变累及鼻、气管、肺等可引起咽干、慢性咳嗽、肺纤维化,可用雾化吸入,加强扩胸运动,学会正确咳痰方法,预防肺部感染。

(8)预防感冒,流行期应尽量少到公共场所,避免感冒。室内应定时开窗通风，时间15～30分钟，保证房间的湿度适宜。

(9)了解激素及免疫抑制剂的不良反应。遵医嘱服药，不可擅自停药、减量、加量。明白规律用药的意义。

(10)应定期复查，随时了解自己疾病的情况，学会自我认识疾病活动的征象，配合治疗，遵从医嘱，定期随诊。懂得长期随访的必要性。

第三节 类风湿关节炎

一、概述

类风湿关节炎(RA)是以对称性、慢性、进行性多关节炎关为主要临床表现的自身免疫性疾病。多见于中年女性。

二、病因与发病机制

病因不清，可能与遗传因素、激素水平、环境因素(如潮湿及寒冷等)、EB病毒感染有关，因而发病机制各不相同，骨关节的滑膜在病程中异常增生形成血管翳，对骨关节造成侵蚀性破坏，导致关节强直、畸形、功能丧失而致残。

三、临床表现

(一)全身症状

低热，全身不适、乏力，偶有全身肌肉酸痛。体重下降和食欲减退也是常见症状。伴有贫血情况。

(二)关节表现

RA以周围关节的对称性多关节炎为主要特征，双手近端指间关节、掌指关节、腕、膝、肘、踝、肩、趾等关节受累最为多见，颞颌关节亦可受累，张口、咀嚼食物时疼痛，第一、二颈椎受累时可致颈前区疼痛，影响吞咽及呼吸，手腕屈肌腱鞘炎压迫手的正中神经时可造成患者拇、示、中指的一般感觉减退，患者感到麻木刺痛，临床上称之为“腕管综合征”。关节炎表现为对称性、持续性肿胀、压痛，可伴有晨僵，20%～30%患者有类风湿节结。最常见的关节畸形是掌指关节的半脱位和手指向尺侧偏斜和呈“天鹅颈”样及“纽扣花”样表现。重症患者关节呈纤维性或骨性强直，关节活动受限、畸形直至完全丧失功能，生活不能自理，影响生活质量。

(三)关节外表现

除关节症状外，还可出现多脏器受累的全身症状。

1.血液学改变

小细胞低色素性贫血、缺铁性贫血、溶血性贫血等。

2.类风湿节结节

浅表结节的好发部位在肘部、关节鹰嘴突、骶部，可一个或多个。深部结节也称为内脏结节，易发生在胸膜和心包膜的表面以及肺或心脏的实质组织。

3.心脏

20%有心包炎，还可有心肌炎、心内膜炎。患者可有胸闷、心悸。

4.肺脏

肺间质病变多见，肺功能检查异常，晚期胸片提示肺间质纤维化，胸膜受累出现胸腔积液。

5.肾脏

多在使用非甾体抗炎药、金制剂后出现肾小球肾炎、肾病综合征的表现。

6.神经系统

神经系统受损可涉及中枢神经、周围神经、自主神经和肌肉。神经受压迫引起神经区疼痛，知觉异常。正中、尺、后胫骨、桡神经后骨间肌支常受累，可出现"腕管综合征"症状。观察四肢的触觉、温觉、痛觉等感觉的变化及四肢各关节的活动度有无改变。

四、辅助检查

(一)实验室检查

血尿常规、血清免疫球蛋白、正色素性贫血，多数活动期患者有轻至中度正细胞性贫血，血沉增快，C反应蛋白增高，类风湿因子阳性对诊断具有一定价值，但没有特异性。类风湿因子阴性也不能说就不是类风湿关节炎。血清免疫球蛋白IgG、IgM、IgA可升高，血清补体水平多数正常或轻度升高，其他如抗角质蛋白抗体、抗核周因子和抗环瓜氨酸多肽等自身抗体对类风湿关节炎有较高的诊断特异性，敏感性在30%～40%。

(二)关节液检查

目的为检查关节腔内积液的性质或用于抽液后进行关节腔内给药。RA滑液检查呈半透明或不透明的黄色或黄绿色液体。内含白细胞和中性粒细胞，细菌培养阴性。

(三)X 线检查

为明确本病的诊断、病期和发展情况，在病初应摄包括双腕关节、手和/或双足 X 线片，以及其他受累关节的 X 线片。RA 的 X 线片早期表现为关节周围软组织肿胀，关节附近轻度骨质疏松，关节间隙狭窄，关节破坏，关节脱位或融合。根据 X 线改变将关节破坏程度分为四期。

(四)关节镜检查

关节镜检查可直接观察到关节内部的结构，滑膜、软骨的变化，既明确诊断，也可进行治疗。

(五)病理检查

通过活检组织病理检查进行诊断及检查。

(六)CT 检查和磁共振成像检查

以求早期诊断。

五、治疗原则

(一)药物治疗方案

1.非甾体抗炎药

缓解疼痛，减轻症状。

2.糖皮质激素

控制炎症。

3.抗风湿药

改善和延缓病情。

(二)物理治疗

常用的理疗和康复治疗，如红外线治疗、热水疗、石蜡疗法、冷热敷及关节按摩等。

(三)外科治疗

1.滑膜切除术

剥离血管翳，减轻肿痛，防止软骨破坏。

2.人工关节成形术或人工关节置换

矫正畸形，改善关节功能。

(四)其他治疗

生物制剂——肿瘤坏死因子-α抑制剂:疗效肯定,可阻止骨侵蚀进展。

六、护理问题

(一)疼痛

疼痛与疾病引起的炎性反应有关。

(二)生活自理能力缺陷

生活自理能力缺陷与关节活动受限僵直畸形有关。

(三)有废用综合征的危险

废用综合征与关节骨质破坏有关。

(四)有感染的危险

感染与肺间质病变有关。

(五)有受伤的危险

受伤与骨质疏松有关。

(六)焦虑

焦虑与疾病有关。

(七)知识缺乏

缺乏疾病及保健知识。

七、护理措施

(一)一般护理

(1)对于关节活动受限,生活不能完全自理者,护士应经常巡视,做好生活护理,增加舒适感,满足患者生理需要。急性期关节肿痛明显且全身症状较重的患者应卧床休息。不宜睡软床垫,枕头不宜过高。避免突然移动和负重,肢体勿突然用力和过度用力,防止骨折发生。

(2)RA患者关节及其周围血管、神经受侵犯,血管收缩缓慢且不充分,使皮温升降迟缓,应注意关节的保暖,避免潮湿寒冷加重关节症状。

(3)饮食:营养丰富,纠正贫血。以富含优质蛋白质(牛奶、鸡蛋、瘦肉等)、维生素和矿物质的食物为主,多吃蔬菜、水果等富含纤维素的食物防止便秘,避免食用辛、辣、酸、硬、刺激性强的食物,以避免诱发或加重消化道症状。饮用药酒可起到活血化瘀、祛风散寒、疏通经络的作用。

(二)专科护理

(1)对于急性期关节肿痛明显患者,嘱卧床休息,不宜睡软床,卧硬板床,床垫薄厚适宜,加强翻身预防压疮的发生。枕头不宜过高,急性期患者卧床可给予短期内(2～3 周)使用夹板制动,保持关节功能位。手掌心向上可用甲板或辅助物支持和固定关节,减轻疼痛,双手掌可握小卷轴,维持指关节伸展。肩关节不能处于外旋位,双肩置枕头维持肩关节外展位,维持功能位。髋关节两侧放置靠垫,预防髋关节外旋。不要在膝下长期放置枕头。防止膝关节固定于屈曲位。平躺者小腿处垫枕头,防止足下垂。

(2)缓解期鼓励患者进行功能锻炼,加强活动,主动或被动地进行肢体活动,如伸展运动等,但已有强直的关节禁止剧烈运动。培养患者的自理意识,逐步锻炼生活自理能力,参加更多的日常活动。在病情许可的情况下应注意关节的活动,如手指的抓捏练习,活动关节的方法:如织毛衣、下棋、玩魔方、摸高、伸腰、踢腿等。作业疗法包括职业技能训练、工艺品制作、日常生活活动训练。

(3)为减轻疼痛的症状,可给予肿痛关节按摩、热水疗。向理疗科和康复科医师咨询,有针对性地选择。如红外治疗仪、频仪等,另外可以进行泉水浴、石蜡疗法。评估患者关节疼痛的时间、部位、程度。通过指导患者服药的同时,可进行冷热敷,进行关节周围皮肤和肌肉的按摩,增进血液循环,防止肌肉萎缩。加强保暖,分散对疼痛的注意力等方法减轻疼痛。

(4)肺部护理:预防肺部感染,房间定时通风,适时增减衣服,少去公共场所,避免感冒。适当运动,如扩胸运动,增加肺活量。扩胸运动,拍背咳痰,防止感冒。

(5)关节处皮损及溃疡护理:加强换药,预防感染。平时涂润肤霜保护皮肤。

(6)外科手术治疗时护士做好术前和术后的护理,滑膜切除术剥离血管翳,可减轻疼痛、肿胀、防止软骨破坏,晚期病例关节成形术或人工关节置换术,以减少疼痛,矫正畸形,改善关节功能。但术后仍需内科正规治疗。

(7)注意药物的不良反应:胃肠道反应、肝肾功能的异常、白细胞及血小板的减少、药物变态反应。非甾体抗炎药可缓解关节症状,要控制病情发展应尽早应用改变病情药。中医中药也有效果,如服用雷公藤苷片。必要时可联合应用。

(8)可用外用药控制局部症状,涂扶他林乳剂和优迈霜。

(9)个体化方案治疗:糖皮质激素及免疫抑制剂,对于长时间使用激素的患者注意补钙。

(10)应用生物制剂可改善关节症状,注意有无变态反应发生,如皮肤瘙痒、皮疹、寒战、发冷甚至呼吸困难等严重变态反应。

(三)心理护理

关节疼痛、害怕残废或已经面对残废、生活不能自理、经济损失、家庭、朋友等关系改变、社交娱乐活动的停止等诸多因素不可避免地给类风湿关节炎患者带来精神压力,他们渴望治疗,却又担心药物不良反应或对药物实际作用效果信心不足,这又加重了患者的心理负担。抑郁是类风湿关节炎患者中最常见的精神症状,严重的抑郁有碍疾病的恢复。因此,早诊断、早治疗对疗效及转归有重要影响。在积极合理的药物治疗患者的同时,还应注重类风湿关节炎的心理护理,使患者树立信心,积极配合治疗。对于急性期关节剧烈疼痛和伴有全身症状者应卧床休息,并注意休息时的体位,尽量避免关节受压,保持关节于功能位,防止关节畸形。在病情允许的情况下,进行被动和主动的关节活动度训练,防止肌萎缩。对缓解期患者,在不使患者感到疲劳的前提下,多进行肢体的运动锻炼,恢复体力,培养患者自理意识,并在物理康复科医师指导下进行治疗。通过护理活动与患者建立良好的护患关系,直到患者认同进行功能锻炼具有重要意义。总之,医患的相互配合,宣教、休息及物理治疗较重要。加强功能锻炼,预防减少畸形发生,提高患者的工作能力和生活质量。

(四)健康教育

类风湿关节炎是一种慢性、对称性,多发性的自身免疫性疾病。早期关节肿痛,晚期强直、畸形和功能障碍。目前此病病因不清,尚不能完全治愈,有缓解与发作的特点。现在已有一些有效的治疗方法,约50%患者可以自我照顾及从事工作。

(1)在护士指导下了解本疾病的内容、治疗、服药及注意事项,预防保健知识等。避免有奇迹疗法的想法,坚定信心,坚持治疗。

(2)此病病程长,反复发作,加之关节疼痛,畸形,功能障碍会给患者身心带来极大痛苦。此时患者更要有信心,与家人、医师护士、社会配合治疗,达到最佳疗效。

(3)鼓励自强,消除自卑依赖感,在允许的体能范围内,可以继续工作。

(4)对于各种感染要积极预防和治疗。

(5)避免各种诱因,如寒冷、潮湿、过度劳累及精神刺激。要适度做到“饮食有节,起居有常”选择衣服的标准应该是舒适、轻巧和容易穿脱,用拉链和尼龙带,冬季衣服要暖、要轻,鞋要轻便柔软硬底软帮,鞋带宜用松紧带代替。关节疼痛时除服药外,可行热敷,局部按摩。但在热敷时避免与皮肤直接接触而造成损伤。

(6)坚持服药,不可擅自停药、改药、加减药。同时了解药物不良反应。

(7)定期复查。

(8)活动与休息:运动和锻炼目的在于掌握的姿势,减轻疼痛,减少畸形的发生。原则为活动后2小时体力恢复。要循序渐进,计划可行。在急性期,炎症比较明显的时候,卧床休息,轻度、适当的关节活动可以防止关节僵硬。炎症消退后,应进行积极的锻炼,以不产生疲劳为度,可以避免关节强直和肌肉的萎缩,对大多数患者而言,游泳、散步、拳操等是比较适合的运动方式。鼓励患者生活自理,适当做家务和锻炼身体,劳逸结合。睡硬板床。少数患者应鼓励拄棍行走,需要轮椅时鼓励患者自己推动轮椅。若患者工作和居住的地方潮湿,应积极创造条件加以改善,夏季用电扇和空调要适度适时。在工作中,应向患者领导和同事讲清疾病,以求理解,安排适当工作,鼓励患者自立自理。

(9)饮食与食疗:以富含优质蛋白质(牛奶、鸡蛋、瘦肉等)、维生素和矿物质的食物为主,对于常出现便秘的患者应多吃蔬菜、水果等富含纤维素的食物。避免食用辛、辣、酸、硬等刺激性强的食物,以避免诱发或加重消化道症状。饮用药酒可起到活血化瘀、祛风散寒、疏通经络的作用。

第四节 混合性结缔组织病

一、概述

混合性结缔组织病(mixed connective tissue disease,MCTD)是一种血清中有极高滴度的斑点型抗核抗体(ANA)和抗U1RNP(nRNP)抗体,临床上有系统性红斑狼疮(SLE)、系统性硬化(SSc)、多发性肌炎/皮肌炎(PM/DM)及类风湿关节炎(RA)等疾病特征的临床综合征。

二、病因与发病机制

该病病因及发病机制尚不明确。MCTD是一种免疫功能紊乱的疾病。

三、临床表现

患者可表现出组成本疾病中的各个结缔组织病（SLE、SSc、PM/DM 或 RA）的任何临床症状。然而 MCTD 具有的多种临床表现并非同时出现，重叠的特征可以相继出现，不同的患者表现亦不尽相同。

（一）多关节炎

几乎所有患者都有关节疼痛和发僵。60％的患者有症状明显的关节炎，其临床特点与 RA 相似，但通常无屈指肌腱关节炎、天鹅颈样畸形和尺侧偏斜。常易受累的关节为掌指关节。

（二）皮肤黏膜

雷诺现象伴手指肿胀、变粗，全手水肿有时是 MCTD 患者最常见和最早的表现。手指皮肤胀紧变厚，但不发生挛缩。有些患者的皮肤病变表现为狼疮样皮疹。面部皮肤可有硬皮样改变。少数 MCTD 患者可有典型的皮肌炎皮肤改变。黏膜损害包括颊黏膜溃疡、干燥性复合性口生殖器溃疡和鼻中隔穿孔。

（三）肌肉病变

肌痛是 MCTD 常见的症状，但大多数患者没有明确的肌无力。

（四）心脏

患者会出现胸闷、憋气、呼吸困难。10％～30％的患者出现心包炎。心脏受累最常见的临床表现为心包炎，心包压塞少见。

（五）肺脏

85％的 MCTD 患者有肺部受累的证据，症状有呼吸困难、胸痛及咳嗽。

（六）肾脏

25％患者有肾脏损害。通常为膜性肾小球肾炎，有时也可引起肾病综合征，有些患者出现肾血管性高血压危象，与硬皮病肾危象类似。长期肾脏病变可引起淀粉样变和肾功能不全。

（七）胃肠道

胃肠道受累是有 SSc 表现的 MCTD 患者的主要特征。多数患者有食管功能障碍和食管道压力改变，出现进食后发噎和吞咽困难。

（八）神经系统

头痛是常见症状，多数可能是血管性头痛。有些患者头痛伴发热，有时伴肌痛，有些表现像病毒感染后遗症。这些患者中有些出现脑膜刺激征，脑脊液检查显示无菌性脑膜炎。其他神经系统受累包括癫痫样发作、器质性精神综合征、多发性周围神经病变、脑栓塞和脑出血等。

(九)血管

大多数患者有甲皱毛细血管襻的改变如毛细血管扩张，与 SSc 所见相同。甲皱毛细血管襻的 SSc 样改变是 MCTD 与 SLE 的特征性区别。

(十)血液系统

75％的患者有贫血，60％的患者 Coombs 试验阳性，但溶血性贫血并不常见。如在 SLE 所见，75％的患者有白细胞减少，以淋巴细胞系为主，这与疾病活动有关。还可见血小板减少及血栓性血小板减少性紫癜。

(十一)其他

患者可有干燥综合征、慢性淋巴细胞性甲状腺炎(桥本甲状腺炎)和持久的声音嘶哑。1/3 患者有发热、全身淋巴结肿大、肝脾大。

四、辅助检查

(一)实验室检查

(1)高滴度斑点型 ANA 和高滴度抗 U1RNP 抗体阳性，而抗 Sm 抗体阴性者，要考虑 MCTD 的可能，高滴度抗 U1RNP 抗体是诊断 MCTD 必不可少的条件。

(2)50％～70％的患者类风湿因子(RF)阳性。

(3)肌酶升高。

(4)75％的患者有贫血。60％的患者 Coombs 试验阳性，但溶血性贫血并不常见。如在 SLE 所见，75％的患者有白细胞减少，以淋巴细胞系为主。血小板减少，并出现血栓性血小板减少性紫癜。

(5)抗内皮细胞抗体和血清Ⅷ因子相关抗原水平的升高支持 MCTD 存在血管内皮细胞损伤。

(二)其他检查

(1)20％的患者心电图不正常，最常见的改变是心律失常、右心室肥厚、右心房增大和室间传导损害。传导紊乱包括束支传导阻滞和全心阻滞。

(2)超声多普勒估测右心室收缩压能检测到亚临床的肺动脉高压。

(3)胸片示肺动脉增宽，胸部放射线检查异常有间质性改变、胸膜渗出、肺浸润和胸膜增厚等。最具有鉴别意义的肺功能实验是一次呼吸 CO 的弥散功能。间质性肺部疾病通常呈进行性加重，有效容积和肺泡气体交换减少。

(4)肌活检有肌纤维退化性变。肌电图为典型炎性肌病改变。

(5)组织活检病理：中小血管内膜轻度增生和中层肥厚是本病特征性的血管病变。

(6)血管造影：发现 MCTD 患者中等大小血管闭塞发病率较高。

五、治疗原则

(1)在治疗过程中，无菌性脑膜炎、肌炎、浆膜炎、心包炎和心肌炎对糖皮质激素反应好，注意激素的不良反应。

(2)肾病综合征、毁损型关节病变、指端硬化和外周神经病变对激素反应差。可加用免疫抑制剂，如抗疟药、甲氨蝶呤和环磷酰胺等。

(3)预防血栓应用抗血小板聚集药物如阿司匹林、肝素。长期的华法林治疗还可抑制平滑肌细胞和内皮细胞增殖。

(4)血管扩张剂：①钙通道阻滞剂，如硝苯地平等。②血管紧张素转化酶抑制剂卡托普利治疗。

(5)前列环素和一氧化氮(NO)对血管平滑肌具有强烈的舒张作用，并可抑制血小板聚集，通过抑制平滑肌增生，可逆转血管重塑。

(6)依洛前列素：前列环素类似物，雾化吸入依洛前列素用于治疗肺动脉高压患者，依洛前列素每天需要吸入 6～9 次。

(7)磷酸二酯酶抑制剂对其他治疗无效或不适合使用者，推荐使用磷酸二酯酶抑制剂。

总之，本病的治疗以 SLE、PM/DM、RA 和 SSc 的治疗原则为基础。

六、护理问题

(一)疼痛

出现头痛、关节和肌肉痛则与原发病有关。

(二)皮肤黏膜受损

皮肤黏膜受损与雷诺现象、溃疡有关。

(三)体温过高

体温过高与疾病导致发热有关。

(四)气体交换受损

气体交换受损与肺部受累有关。

(五)猝死的危险

猝死与心脏、神经系统受累有关。

(六)营养不良

营养不良与食道功能障碍有关。

(七)感染的危险

感染与皮肤黏膜破损有关。

(八)焦虑

焦虑与疾病反复迁延不愈有关。

七、护理措施

(一)一般护理

(1)避免过多的紫外线暴露,使用防紫外线用品,如遮阳帽、遮阳镜、防晒霜等,避免过度疲劳。

(2)急性期卧床休息,并适当进行肢体被动运动,以防肌肉萎缩,症状控制后适当锻炼,给以高热量、高蛋白饮食,避免感染。

(3)对于关节活动受限,生活不能完全自理者,护士应经常巡视,做好生活护理,增加舒适感,满足患者生理需要。急性期关节肿痛明显且全身症状较重的患者应卧床休息。不宜睡软床垫,枕头不宜过高。避免突然的移动和负重,肢体勿突然用力和过度用力,防止骨折发生。

(4)应注意关节的保暖,避免潮湿寒冷加重关节症状。多吃蔬菜、水果等富含纤维素的食物防止便秘,避免食用辛、辣、酸、硬、刺激性强的食物,以避免诱发或加重消化道症状。急性期注意卧床休息,缓解期坚持功能锻炼。

(5)轻度吞咽困难者应注意少食多餐,避免胃肠道不适,胃、食管病变注意坐位进食,进食后勿立即平卧,以免胃、食管反流,必要时留置胃管,以免造成吸入性肺炎。

(二)专科护理

(1)雷诺现象:首先注意保暖,避免手指外伤,避免使用振动性工具工作和戒烟等。局部可试用前列环素软膏外用。如出现指端溃疡或坏死,可使用静脉扩血管药物(如前列环素)。

(2)以关节炎为主要表现者,轻者可应用非甾体抗炎药,重者加用甲氨蝶呤或抗疟药。评估患者关节肿胀程度及关节活动度。

(3)以肌炎为主要表现者,评估患者肌痛及肌力情况。

(4)预防感染:与 SLE 相比,继发感染和院内感染在 MCTD 患者中相对少见。

(5)氧疗:合并肺动脉高压氧疗有较好疗效,评估患者胸闷、憋气、呼吸困难。

(6)食道功能障碍:轻度吞咽困难,胃、食道病变治疗方案参考 SSc。

(7)心力衰竭:右心衰竭患者的常规治疗,但快速过分利尿会导致低血压、肾灌注不良和晕厥。

(三)心理护理

MCTD 的病程难以预测,大多数患者预后相对良好,也可发展为其他结缔组织病。如果已有主要脏器受累则预后差。合并进展性肺动脉高压和心脏并发症是 MCTD 患者死亡的主要原因。此病是一种慢性病,需长期治疗。给患者、家庭造成严重的心理及经济负担,患者对本病的治疗效果和预后表现为无助和恐惧。因此,早诊断、早治疗对疗效及转归有重要影响。在积极合理的药物治疗患者的同时,还应注重患者的心理护理,使患者树立信心,积极配合治疗。

(四)健康教育

肺动脉高压是结缔组织病(MCTD)常见并发症及致死的主要原因,所以应早期积极治疗。主要见于 SSc、SLE、MCTD,预后较差,前列环素及其类似物、内皮素受体拮抗剂及其他新治疗的出现,可使肺动脉高压的预后得到明显改善,故定期复查尤为重要。早期诊断,在其尚处于可逆阶段时及时予以药物干预。及早发现肺动脉高压,了解自我监测病情的方法,如出现心慌、憋气、呼吸困难、意识变化等情况时及时就诊。

参考文献

[1] 王庆秀.内科临床诊疗及护理技术[M].天津:天津科学技术出版社,2020.
[2] 任潇勤.临床实用护理技术与常见病护理[M].昆明:云南科技出版社,2020.
[3] 张书霞.临床护理常规与护理管理[M].天津:天津科学技术出版社,2020.
[4] 姜雪.基础护理技术操作[M].西安:西北大学出版社,2021.
[5] 蔡华娟,马小琴.护理基本技能[M].杭州:浙江大学出版社,2020.
[6] 赵宇航.社区护理[M].北京:人民卫生出版社,2020.
[7] 赵安芝.新编临床护理理论与实践[M].北京:中国纺织出版社,2020.
[8] 孙丽博.现代临床护理精要[M].北京:中国纺织出版社,2020.
[9] 高正春.护理综合技术[M].武汉:华中科技大学出版社,2021.
[10] 时元梅,巩晓雪,孔晓梅.基础护理学[M].汕头:汕头大学出版社,2019.
[11] 万霞.现代专科护理及护理实践[M].开封:河南大学出版社,2020.
[12] 李素霞.心内科临床护理与护理技术[M].沈阳:辽宁科学技术出版社,2020.
[13] 吴欣娟.临床护理常规[M].北京:中国医药科技出版社,2020.
[14] 马秀芬,王婧.内科护理[M].北京:人民卫生出版社,2020.
[15] 张世叶.临床护理与护理管理[M].哈尔滨:黑龙江科学技术出版社,2020.
[16] 靳蓉晖,石丽,张艳.实用护理学[M].长春:吉林科学技术出版社,2019.
[17] 钟光英,闫涛.老年疾病护理[M].武汉:湖北科学技术出版社,2020.
[18] 许海燕.老年疾病护理规范[M].北京:科学技术文献出版社,2020.
[19] 李玫.精编护理学基础与临床[M].长春:吉林科学技术出版社,2019.
[20] 窦超.临床护理规范与护理管理[M].北京:科学技术文献出版社,2020.
[21] 李秋华.实用专科护理常规[M].哈尔滨:黑龙江科学技术出版社,2020.
[22] 张苹蓉,卢东英.护理基本技能[M].西安:陕西科学技术出版社,2020.

[23] 徐丽芹.现代内科护理技术与实践[M].北京:科学技术文献出版社,2020.
[24] 王小萍.精编护理学基础与临床[M].长春:吉林科学技术出版社,2019.
[25] 魏海荣.实用消化内科护理[M].哈尔滨:黑龙江科学技术出版社,2020.
[26] 王婷,王美灵,董红岩,等.实用临床护理技术与护理管理[M].北京:科学技术文献出版社,2020.
[27] 魏丽萍.实用内科护理实践[M].哈尔滨:黑龙江科学技术出版社,2020.
[28] 崔杰.临床内科护理研究[M].北京:科学技术文献出版社,2020.
[29] 张红梅.现代基础护理学[M].长春:吉林科学技术出版社,2019.
[30] 陈红.临床各科护理精要[M].北京:科学技术文献出版社,2020.
[31] 曾广会.临床疾病护理与护理管理[M].北京:科学技术文献出版社,2020.
[32] 王艳.常见病护理实践与操作常规[M].长春:吉林科学技术出版社,2020.
[33] 杨玲.现代临床内科护理精粹[M].北京:科学技术文献出版社,2020.
[34] 周香凤,叶茂,黄珊珊.护理学导论[M].北京:中国协和医科大学出版社,2019.
[35] 王林霞.临床常见病的防治与护理[M].北京:中国纺织出版社,2020.
[36] 徐娜.心血管内科常见症状的临床护理[J].世界最新医学信息文摘,2021,21(13):361-362.
[37] 殷云霞.中医护理的发展与现状[J].世界最新医学信息文摘,2020,20(54):35,60.
[38] 常双艳.探讨急性心力衰竭的临床护理观察[J].世界最新医学信息文摘,2020,20(14):255-256.
[39] 王思婷,秦明芳,韦丽华.内科护理学临床带教的德育渗透[J].当代医学,2020,26(12):173-175.
[40] 罗秀琴.眩晕患者中医护理[J].中国典型病例大全,2022,(1):20-20.